60分でわかる！ THE BEGINNER'S GUIDE TO AI MEDICAL TECHNOLOGY

AI医療&ヘルスケア最前線

三津村直貴 著
岡本将輝(TOKYO analytica) 監修
杉野智啓(TOKYO analytica) 監修

技術評論社

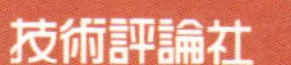

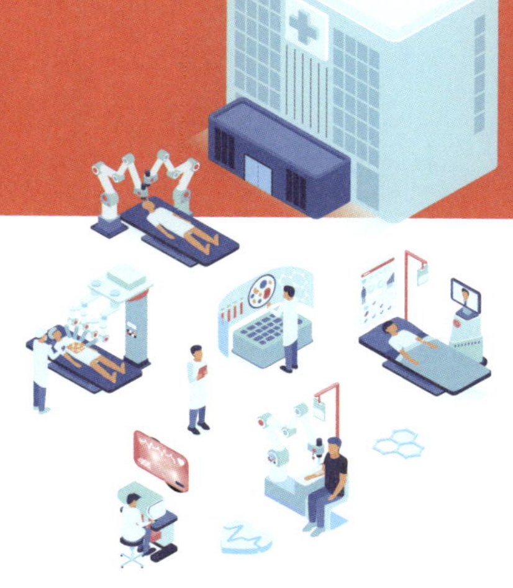

Contents

Chapter 1
どこまでできる?　AI×医療の基礎知識

Chapter 2
通院せずに病気がわかる　AI×検査の最前線

Chapter 3
最適な治療ができる　AI×診察の最前線

Chapter 4
最新メカニクスとの融合　AI×手術の最前線

Chapter 5
こんなところでもAIが活躍　AI×薬の最前線

Chapter 6
負担軽減もAIにお任せ　AI×介護の最前線

Chapter 7
実現に向けて越えるべき壁とは　AI×医療の課題

Chapter 1

どこまでできる？
AI×医療の基礎知識

001

世界で高まる「健康」への意識とその課題

健康志向の高まりと、情報化がもたらした「新たな需要」

医学の目覚ましい発展によって、現在、**世界的に長寿化と高齢化が進んでいます**。誰もが定期健診を受けて自らの心身の状態を把握し、医師のアドバイスを仰ぎ、サプリメントや薬品を飲んでいます。

その背景の1つにあるのは、インターネットを中心とした情報の多様化です。いまや健康や長寿に関する情報は溢れており、世界中の誰もがかんたんにアクセス・実践することが可能になりました。

一方で、情報化が障壁となっていることも事実です。健康は、数値化されているわけでも、はっきりと目に見えるわけでもありません。薬や治療法が増え、それらに関連する情報も増えた結果、真に健康であるためには何が必要で何が不要なのか、人間の力だけでは見極めが難しくなってしまいました。

ある情報を「きちんと見る」ことの難しさに悩みを抱えているのは患者だけではありません。日々、健康のために奉仕している医師もまた、もっと一人一人の患者に合わせた治療ができないか、あるいは診療においても見落としなどのミスはないか、といった課題をどうにかして解決したいと考えているのです。

そのような難しい状況を打破するカギとみなされているのが、AI（人工知能）を用いた医療である「**AI医療**」およびそのテクノロジーです。画像診断など、分野によってはすでに**人間を凌駕している**AIは、さらなる医療の発展に向けて日夜、開発が続いています。

情報化によって高まった健康志向を正しく導くのは、ほかならぬ情報の適切な利用なのです。

情報の発見に寄与するAI医療テクノロジー

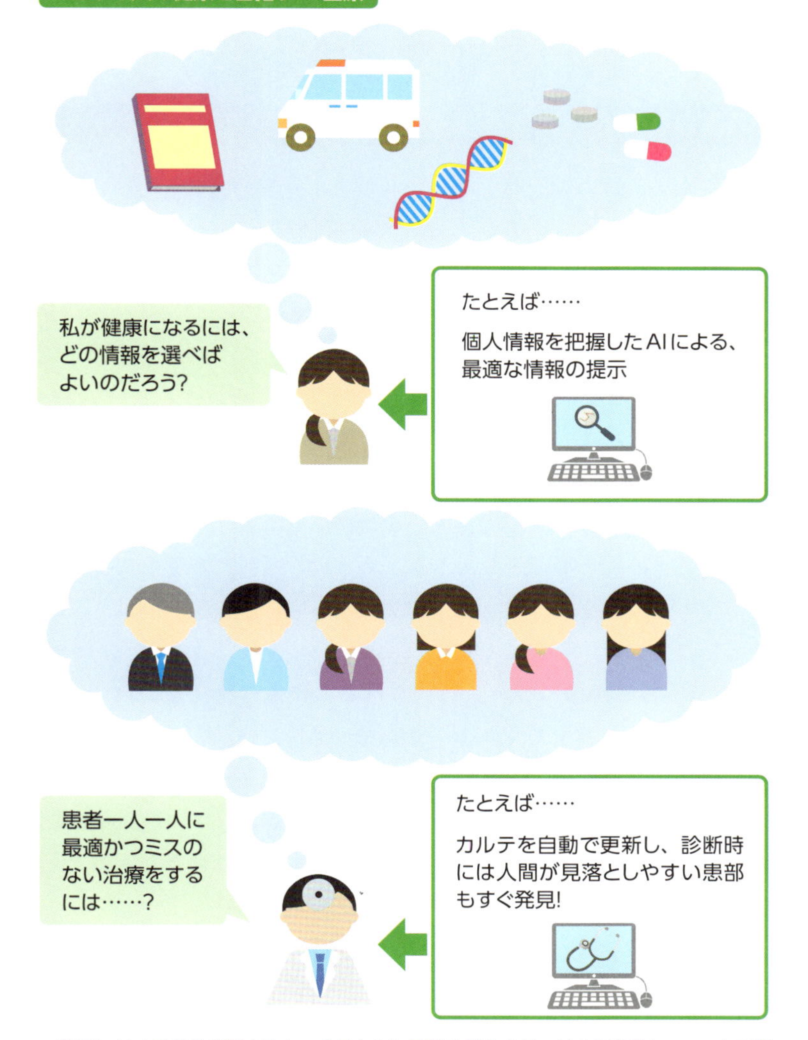

▲健康に対する意識が高まる中、そのために最適な答えを見つけるのは難しい。AIにはそのような情報の取捨選択が期待されている。

002

医療を進化させるカギ「AI」

最適な答えを提案する技術の登場

AI医療におけるAIとは、いわゆる「ロボットの医者」といったイメージとは違い、あくまで「**人間の知的活動の一部を代替する**」機械を指しています。近年、インターネットによって膨大な情報（**ビッグデータ**）へのアクセスが容易になったこと、また、AIを発展させる手法の1つである機械学習技術「**ディープラーニング**」が台頭したことなどが､AI開発を大きく後押ししました。とりわけディープラーニングは、それまで人間が主導で与えていた「**特徴量**（特徴の強弱を数値化したもの)」を自ら発見していく点で画期的でした。従来の機械学習は、たとえばAIに「犬」を理解させるため「しっぽの有無や長さ」といった特徴量をあらかじめ人間が手動で設定していました。ディープラーニングでは、この作業が不要なのです。

そして、この「しっぽの有無や長さ」を「レントゲンに白い影がある」「内視鏡画像に赤い斑点が写った」に置き換えるだけで「この病気かも」と教えてくれるのが医療用AIとなります。もちろん、犬と猫を見分ける作業に比べて病気の発見はずっと高度ですが、質のよい学習データがあれば可能です。それだけでなく、昨今のAIは人間が気付かない特徴同士の関係性を見つけ出すなど、**分野によってはすでに医師を超えている**ものすらあります。

こうしたAIを用いることで、特に近年は患者個人レベルで治療を変える「**precision medicine**」という超個別的な治療法の模索が進んでいます。疾患単位の最適な治療法策定から個人単位の最適な治療法策定がトレンドになりつつあるのです。

医療を後押しするAIの技術

AI躍進の背景

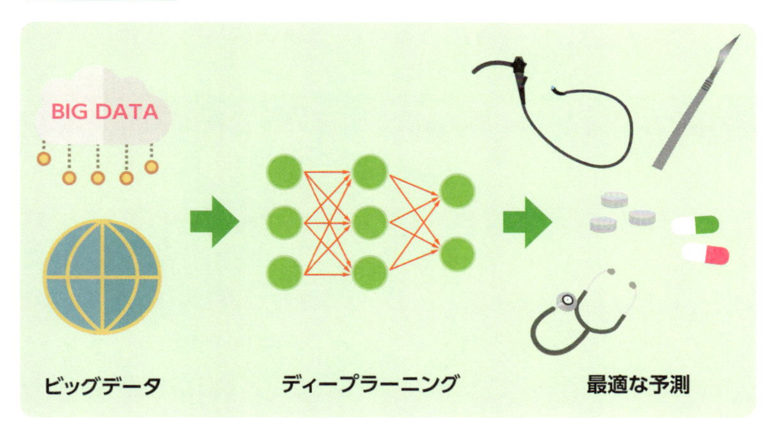

▲インターネットからビッグデータを取得しやすくなり、ディープラーニングを始めとする機械学習が発展した。これにより、分野によっては人間を超える精度での予測が可能になった。

現状のAIは「代替」するもの

主体はあくまで人間の医師

助言を補助

知識を補助

AI

聴診を補助

手術を補助

▲万能の「お医者さんロボット」のような存在はまだ夢物語だが、医師の能力の一部をAIが学習・代替することならできる。

003

医療にAIを導入するメリット

人手不足の医療を救う救世主

日本の医療体制は、医師の偏りによって患者の需要に応えきれていない状況です。そのため、**医師や看護師の活動の一部をAIが代替する**ことが大きな助力になるのです。たとえば、診察自体は医師が行うとしても、検査結果をチェックする前に怪しい患部や疑わしい病名をAIがリスト化してくれるだけで、業務が効率化できます。また、医師は疾患の症状や治療法についてしばしば論文や症例報告を確認しますが、この場合も、AIがデータベースから関連資料を提示してくれるだけで大助かりです。医師をサポートする看護師も同様で、医療システムやアプリの中で動作するAIが、患者の健康状態を**24時間365日チェック**すれば、看護師の負担を大幅に減らすことができます。

このようなAIの導入は、患者側のメリットにもつながります。AIが監視することで、より**迅速かつ正確に疾患を発見**できるためです。入院患者はもちろん、退院後に適切なタイミングで治療を受けられなかったために病状を悪化させてしまうケースは少なくなく、AIによるリマインドなどが期待されています。また、予後のプロセスをAIで分析し、医師が提供する情報とは別に、参考となる情報を得ることもできます。

今後より多くの場面にAIが介入することで、医療関係者の無駄な負担は減っていくでしょう。何よりそのような効率化は、国家的な課題である**医療費の抑制**にもつながります。その意味でもAI医療は、単なる医師と患者の関係を超えた可能性を秘めているのです。

AI医療に期待される省力化

医療関係者側のメリット

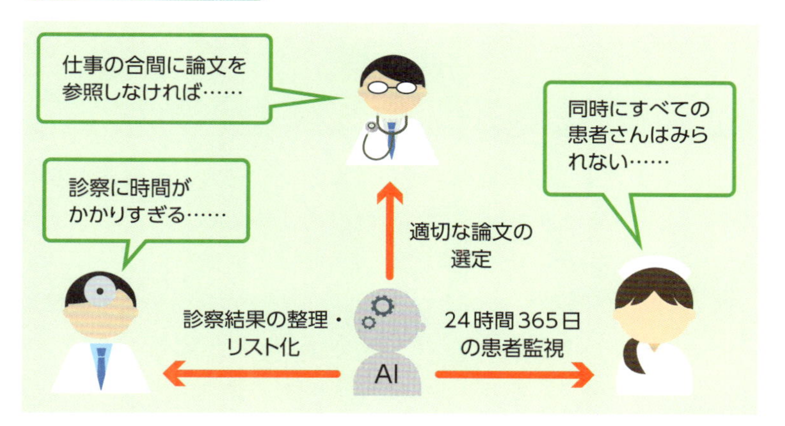

▲増え続ける患者に対し、医療スタッフの数は足りていない。医療・福祉事業の倒産件数も右肩上がりだが、AI医療による効率化で悪状況に歯止めをかけることができる。

患者側のメリット

国家的なメリット

退院後、多忙や不安から
病院を訪れにくい……
病気がすぐわかって安心!
予後プロセスも
チェック
24時間365日
の監視
AI
医療費も削減!

▲より効果的かつ効率的な医療が実現すれば、患者だけでなく、国家的にもメリットがある。

004

医療の現場で活躍できるAIとは

国を挙げて力を入れる6つの領域

AIはさまざまな領域に導入可能ですが、開発競争が激化する中で無駄な投資はできません。厚生労働省は「保健医療分野におけるAI活用推進懇談会」で、重点領域を6つ挙げています。

まず「**ゲノム医療**」の領域では、生物の細胞の遺伝子情報を調べることで医療に役立てています。しかし遺伝子情報は膨大であり、その解析は容易ではありません。そこでAIの出番です。細胞の持つ遺伝子の特徴量を学習させ、疾患との関わりを分析します。

「**画像診断支援**」の領域では、ディープラーニングを用いて患部の画像をAIに分析させ、膨大な数の画像を人間より早く正確に診断できるようになります。

「**診断・治療支援**」の領域では、検査データや症状のデータから疑わしい疾患の名称や推奨される治療法などをAIに提案させ、医師の判断の迅速化や正診率（正しい診断率）の向上が可能です。

「**医薬品開発**」では、化合物の組成と薬効をAIに学習させることで新薬の開発に役立てます。医薬品開発につきものである莫大な開発コストを削減できれば、新薬の価格上昇抑制が見込めます。

「**介護・認知症支援**」の領域では、要介護者の状況把握や介護計画の立案などにAIを活用することができるため、介護の負担を軽減することが可能になります。

「**手術支援**」では、手術ロボットとの連携のほか、安全で効果的な手術を行うためのAIによる支援や、VR技術などを活用することで医師が手術する際に必要となる情報の提示を行います。

さまざまな領域で活躍できるAI

ゲノム医療

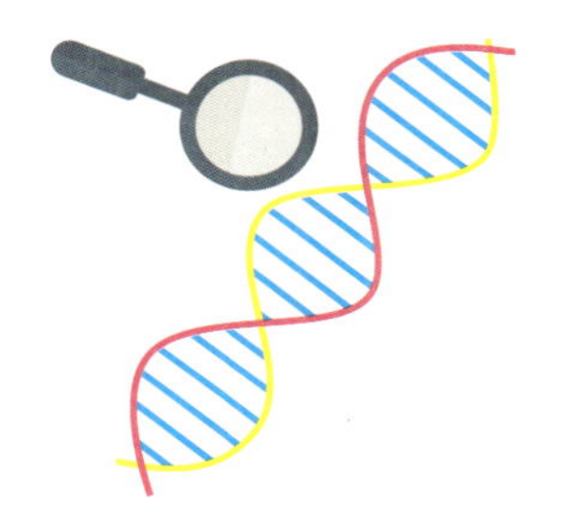

遺伝子解析にAIを利用して効率化

画像診断支援

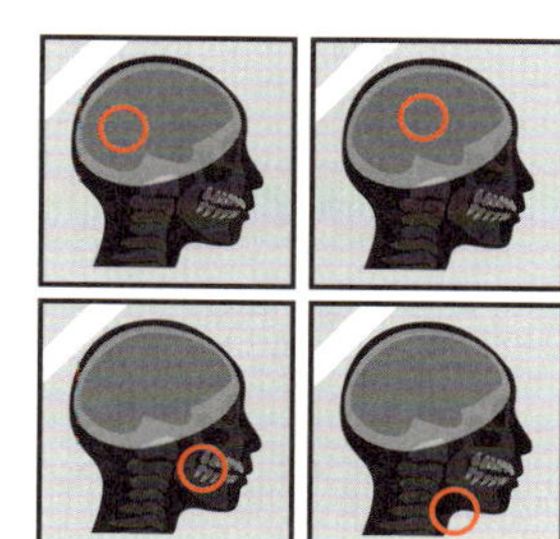

画像診断に利用して精度向上と省力化を図る

診断・治療支援

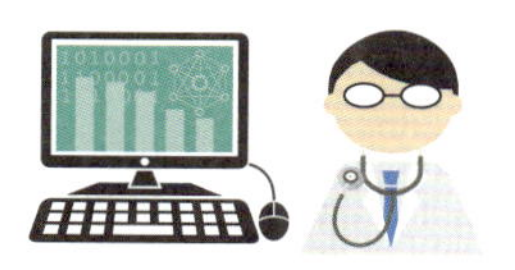

病気の診断に利用して誤診を防ぐ

医薬品開発

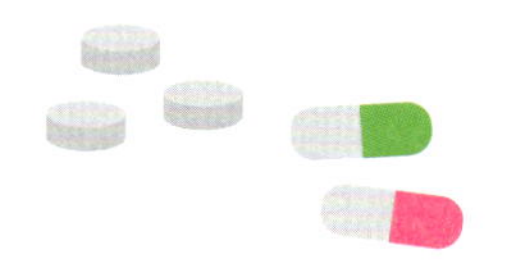

医薬品の開発に活用して開発コストを下げる

介護・認知症支援

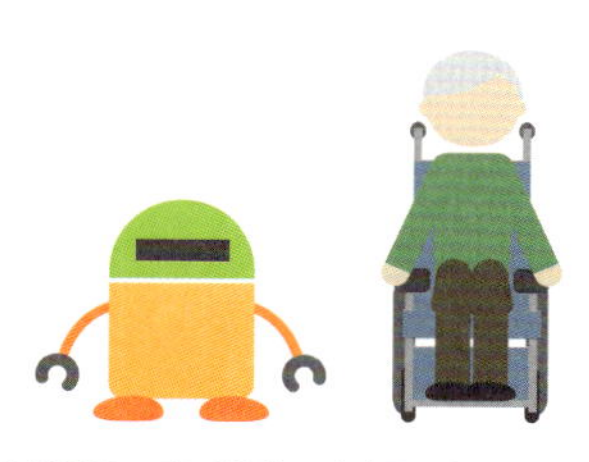

介護側・患者側の負担を軽減する

手術支援

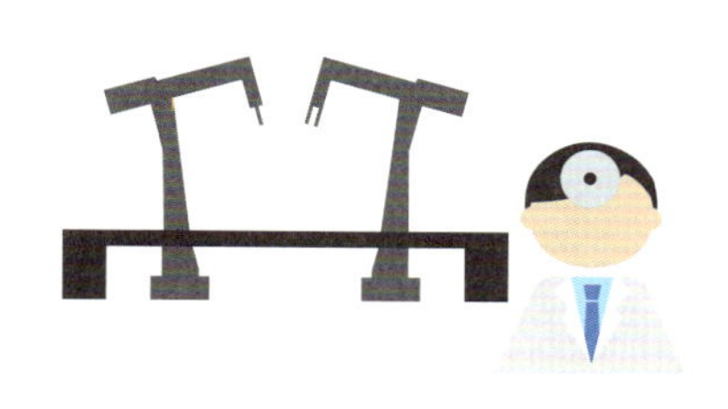

ロボット手術に活用し、安全で精度の高い手術を実現

▲ビッグデータやディープラーニングと相性のよい分野において、特にAIの活躍が期待されている。

005

「機械学習」で成長し続ける診断能力

医師から学び、医師を助けるAIの登場

医療用AIを含む近年のAIの急速な発展は「**機械学習**」技術の進化によるものです。機械学習によって、最初に作った時には教えていなかった全く新しい問題についても試行錯誤をくり返すことで解決できるようになるため、大きな可能性を秘めています。

たとえば、**診断支援用AI**は医師が普段使っているパソコンのほか、電子カルテに組み込むことが可能です。優秀な医師が学習の足りていないAIにその都度答えを教えなくても、AIは電子カルテに入力された情報をもとに「この病気かもしれません」と提案します。外れでも当たりでも、医師はカルテに所見を書き込むため、それを見てAIは自分の考えが正解だったかを学ぶことができ、**少しずつ性能を向上させられる**のです。もちろん、人間の医師とて完璧な存在ではありません。苦手分野もあり、また新人の医師もいます。そうした「不完全な」医師に対し、成長した診断支援AIの提案は非常に有用です。AIの提案から自らの見落としに気付いたり、珍しい疾患の可能性を考慮したりするケースも増えるでしょう。

そこまでくれば診断支援AIは次のステップに進めます。医師がカルテに入力するデータだけではなく、患者と医師の対話データからカルテを自動入力するシステムに発展させることも、疾患の予測から治療プランの作成にまでその領域を広げていくこともできます。そのたびに医師の助言を得て成長する過程をくり返し、いつかは全自動化することが理想です。**医師とAIが互いに協力**し、補完し合うことで医療は進化していくのです。

互いに協力する医師とAI

人間の医師から学ぶAI

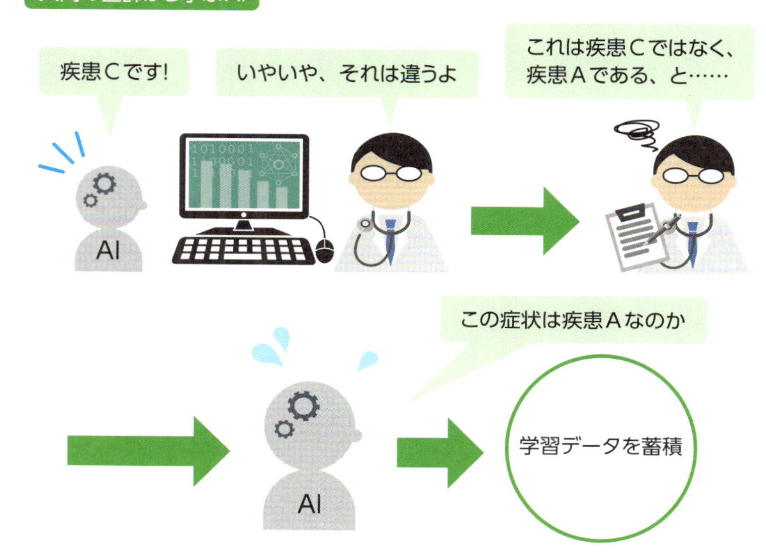

▲最初の頃はAIの提案はあてにならず、医師はAIを気にせず診断内容をカルテに書き込む。間違いに気付いたAIは医師が作ったカルテや診断データから正しい答えを学んでいく。

学習したAIが、今度は人間をサポートする

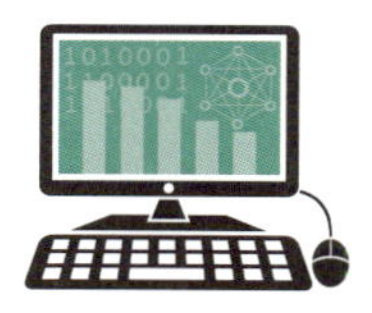

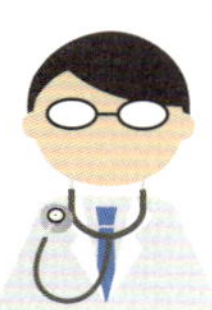

▲成長したAIは医師が見落とした点などに気付くようになり、医師を助けるようになる。

006

日々の生活もAIで快適かつ健康に

AIが誰よりもその人の健康を考える

医師の業務を助けることだけがAIの仕事ではありません。私達が普段持ち歩く身近な電子機器にもAIは実装されており、健康に果たす役割も無視できなくなっています。代表的なものはスマートフォンでしょう。AIに自分の身体情報や疾患の諸症状を入力することで健康状態を確かめられるアプリがすでに登場しています。また、アプリを介して医療機器や医師とつながり、自分で撮影した写真などをもとに問診を受けられる**遠隔診療**も可能になりました。

そのほかにも、時計・衣服・メガネ・アクセサリーなど、常に体に触れているモノをインターネットに接続（**IoT**化）することで、体温・血圧・脈拍など人の健康状態を常に把握できるような**ウェアラブルデバイス**が登場しています。さらに、そこにAIを組み込むことで**疾患の早期検知**などが可能になってきました。

このように、AIはただ健康状態を把握するだけに留まりません。食生活や運動状態などもデータ化することで、ユーザーごとに**適切な食事や運動の提案**を行い、異常の兆候があれば深刻化する前に医療機関の受診を推奨してくれるのです。また、あらかじめ年齢や緊急連絡先を設定しておくことで、検知した病状によっては自動でタクシーや救急車を呼んでくれたり、家族への連絡も代行したりしてくれます。これは高齢化社会において非常に重要な機能です。これらの利点は、外で遊んでいる小さな子どもにも応用できます。

AIを上手く活用することで、子どもから高齢者を含むあらゆる世代の人々が**安心して暮らせる**ようになるのです。

当事者よりも健康に気を配ってくれるAI

多忙であるほど健康管理は難しい

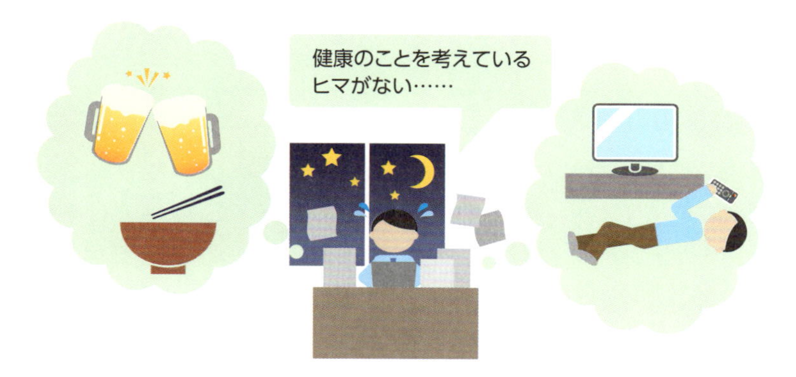

▲残業や不規則な食生活、運動不足など、現代人は健康を損ないがちだが、忙しさゆえに自覚症状のない人も多い。

体の状態を直接記録するウェアラブルデバイス

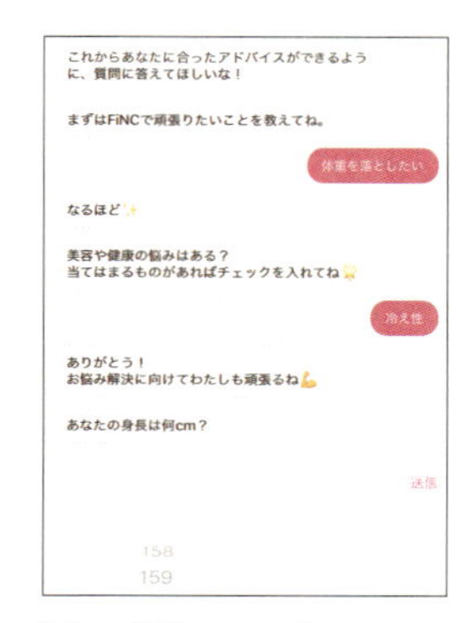

https://finc.com/

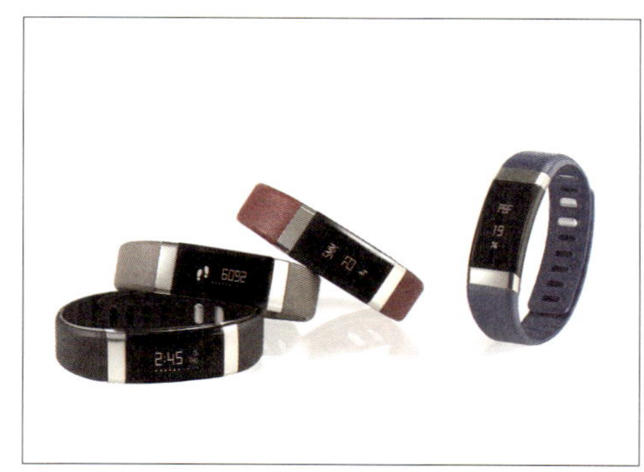

https://www.inbody.co.jp/

▲左は毎日の健康状態を記録し、アドバイスをしてくれるスマホアプリ「FiNC」。右は体脂肪率や筋肉量、心拍数などを計測できるスマートウォッチ「InBody」。

007

ここまで進んだ! 海外AI医療最新事情

膨大な資金力でまい進するアメリカと中国

GAFAM（Google、Amazon、Facebook、Apple、Microsoftの総称）を擁するアメリカのIT業界で盛り上がっているのは、**老化の防止**です。その背景とは、がんや糖尿病といった疾患の発症リスクが老化にあるという認識が高まっていることです。生命医科学ベンチャー企業のカリコは15億ドルの資金を調達し、ほかのネズミと比較して約10倍の寿命を持つハダカデバネズミを研究することで、老化を遅らせる新薬を開発しています。そのほか、老化防止に負けず劣らず注目されているのが**ゲノム**です。90年代などと比較してゲノム解読コストが大幅に下がったことで、関連ベンチャーへの投資額は2017年までの5年間で5倍以上増加しています。なかでもバイオテクノロジー企業の23andMEは、世界一となる500万人以上のゲノムデータを保有しており、パーキンソン病の臨床試験などに役立てています。一方で第三者企業や研究機関に顧客のゲノムデータを提供している点など、その動向に警戒を促す声もあります。

中国でも、AI医療には大きな期待が寄せられています。とりわけ画像診断の正確さは比類なく、首都医科大学附属北京友誼病院では診断からレポートの作成までをわずか5秒に短縮し、診断ミスも0.1%にまで下げることに成功しました。同国のAI関連分野への予算額は2017年で4,500億円と、アメリカの5,000億円に迫る数字です。

今後は、**AIの知見を積んだ若い世代の開発者**をいかに多く抱え込み、次々に起業を促すことができるかということが、国を問わず医療の行く末を大きく左右するとみられています。

AI二大国家の取り組み

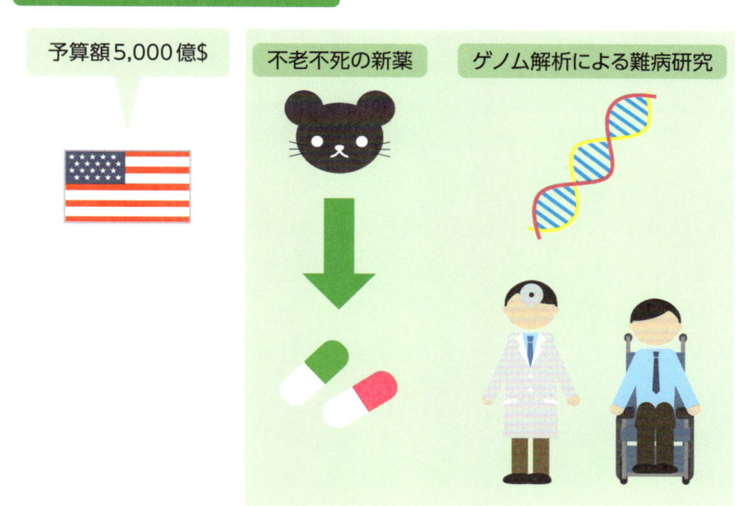

▲Facebook創始者のマーク・ザッカーバーグなど、シリコンバレーを代表する資産家たちがこぞって不老不死の研究に投資を行っている。

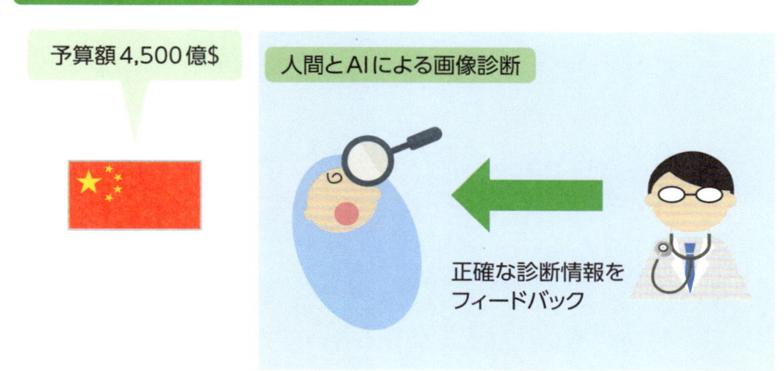

▲AI関連の論文数で見れば、すでに世界第一位となっている中国。AI関連の開発者に対する待遇もよく、人材流出を防いでいる。

008

世界に対して出遅れる日本

米中を追いかける日本、法規制は追いつくか?

アメリカや中国がAI開発で世界をリードしているのに対し、**日本は大きく出遅れています**。その原因はいくつかありますが、医療領域におけるネックは**資金不足**と**法規制**です。技術力や人材の質で大きく劣っているわけではないものの、優秀な人材が資金の豊富な海外企業に集まった結果として**人手不足**に陥り、データ集めや設備投資に回す予算も足りていません。

また、日本の医療は、新しい医療機器や新薬の**承認に時間がかかる**傾向があります。患者のデータ利用についても厳しいルールがあり、データセンターを作り、新しいAIを開発し、市場に送り出すまでに**超えなければならない壁が非常に高い**のです。

こうした問題については政府も認識しており、国がデータプラットフォームの構築を主導し、また004で確認したように特定の分野に集中的に投資を行うことで開発を促進しようとしています。そのほか、法規制についても有識者を集めて議論を重ねており、米中に追いつこうと対策を練っているという状況です。

一方で日本の医療水準そのものは高く、法規制の関係で自由にデータを動かすことはできないものの、医療データそのものは各病院に蓄積されています。国が進めているプラットフォームの構築が進み、こうしたデータが利用できるようになれば、豊富なデータを使ったAI開発が進み、**日本でなければ作れないような新しい医療AI**が登場する可能性は十分にあります。

AI医療における日本の現状

日米中のAI官民投資（年間）

	政府予算	民間投資
日本	770 億円	6,000 億円以上
アメリカ	5,000 億円	7 兆円以上
中国	4,500 億円	6,000 億円以上

出典：「政策討議（AI戦略）論点」（https://www8.cao.go.jp/cstp/tyousakai/juyoukadai/13kai/siryo4-1.pdf）

▲同討議では、予算や投資額だけでなく、AI関連分野のTop1%論文占有率も問題視された。米国の24.6%、中国の19.0%に比べて、日本は2.1%に過ぎない。

日本の問題点

- 年々増加はしているものの、米中に比較して2割程度の低予算
- アメリカの7倍以上ともいわれる新薬の承認期間
- 20～30代に発言権がない、といった保守的な企業体質

国の対策

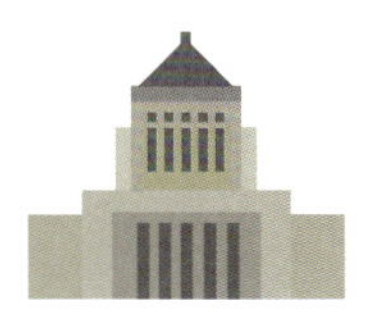

- 規制緩和
- AI理解促進のための教育的土壌づくり

など

民間の対策

- 積極的投資
- 人材育成
- 人材招致

など

▲前例がなくても挑戦してみる、といった先進的な取り組みが、国と民間を問わず求められている。

009

政府が主導する「AI病院」計画とは

日本が抱える問題を解決し得るAI病院プロジェクト

AIは、データプラットフォームを作っただけでは実用レベルに達しません。作り上げたAIを使える場所と、データを収集するインフラが必要不可欠です。しかし、今までは日本でこうした場所とインフラを構築することは困難でした。まず、倫理委員会を通したうえで「**AIを開発する研究チーム**」「**データを持つ病院**」「**データを提供する患者**」の３者間でそれぞれ契約を交わし、運用する必要があったためです。加えて、より質の高いデータを収集するには環境整備も必要で、予算の少ない小規模な研究チームにとっては大きな負担になっていました。この問題を解決し、日本の医療用AI開発を促進するのが「**AI病院**」計画です。

AI病院計画では、研究者・医療スタッフ・患者が全国十箇所に設置される「AI病院」に集まります。全ての患者に対してデータ利用についての説明と合意形成がなされ、患者のデータは質の高いデータを安全に利用できるように整備されたプラットフォームに集積・利用されます。また、AIを使う病院のモデルケースを作ることで、AI病院で開発された新しいAIを一般の病院に導入する際の障壁が低くなるのもメリットです。

この「AI病院」計画によって日本の医療用AI開発がスムーズに進めば、**医師や看護師の負担は軽減**され、増え続ける**医療費も削減**されるかもしれません。日本が抱える数々の問題を解決し得るAI病院計画に期待したいところです。

AI病院計画

AI病院=巨大なインフラ

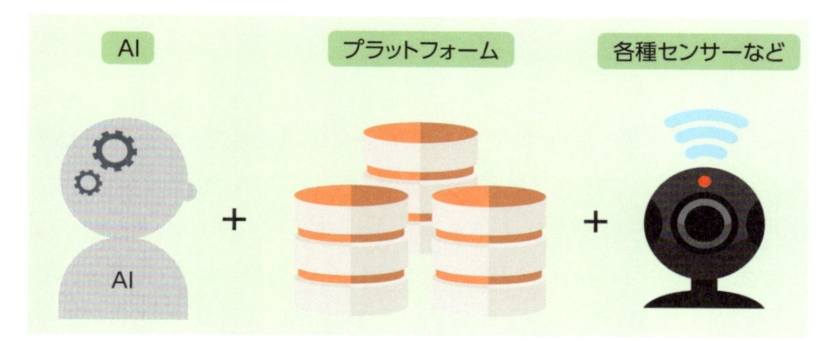

▲センサーなどを用いてデータを扱うプラットフォームを構築する。これによって、AIによる検査や分析を迅速に行うことができる。

3者間のメリット

研究者

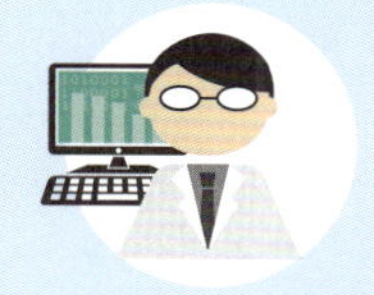

・質の高いデータを研究に利用できる

・一般の病院でも適用可能なシステムの開発にもつなげることができる

医療スタッフ

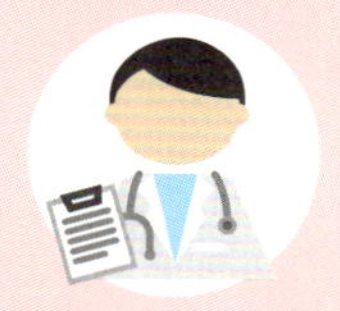

・データ利用のための合意形成がスムーズ

・患者に向き合って話す時間を確保でき、信頼感につなげることができる

患者

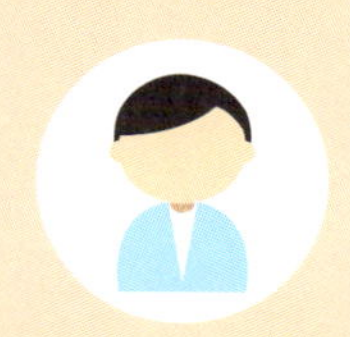

・データ利用についての詳細な説明が受けられる

・より個々の患者にマッチした診断を受けられる

▲AI、病院、患者の3者間の垣根を取り払い、人件費を抑えつつ、正確で迅速な医療の実現が目指されている。

Column

少子高齢化でAI医療が必要になる理由とは

2019年現在、日本の人口は1億2,622万人です。しかし「平成28年版厚生労働白書－人口高齢化を乗り越える社会モデルを考える」によると、2100（令和82）年を迎えるころには4,959万人にまで落ち込むと推定されています。これは歴史上でも類を見ない減少であり、明治時代後半の1900年頃から100年かけて増加してきた人口が、今後100年のうちに再び同じ水準に戻ってしまうことを意味します。

高齢者の割合も深刻です。現在すでに、人口の約5人に1人が65歳以上という超高齢社会ですが、2060年には、約2.5人に1人が65歳以上の高齢者になると予測されているのです。一方で平均寿命は延び続けているため、高度な医療や介護を必要とする人の割合もまた増加します。厚生労働省によると、2018年における介護給付費は10.7兆円ですが、2040年には24.6兆円と倍以上に膨れ上がるとしています。

人口動態における未来予測は、そのほかの推計に比べてはるかに正確であることが知られています。それだけに、もはや人の手だけで医療を行うことは絶対に不可能であり、効率化による医療費抑制は急務なのです。

これら未曽有のデータを医療にどう生かしていくのか、その成果を世界に示せるかどうかが、日本に問われているといえるでしょう。そのカギを握っているのが、次章以降で紹介していくAI医療テクノロジーなのです。

Chapter 2

通院せずに病気がわかる AI×検査の最前線

010

AIで検査がスムーズに進む!

膨大なデータのチェックをAIに任せる

医療業務の中でも特に時間がかかるのは、疾患の有無や病気の進行を調べる各種検査です。しかし、AIの導入によってこれらのプロセスは簡略化できます。たとえば**検査の予約**です。検査項目に応じて担当する医師や看護師、検査機器の空き状況を調べ、それに合わせて予約を入れるといった工程をAIが代替すれば、患者も医師も大幅に時間を節約できます。

また、検査前の**問診も自動化が可能**です。従来の問診票は紙にコピーされたものであり、どの患者に対しても同じ質問しかできませんでした。しかし現在では、患者がタブレット端末に入力した情報に応じてAIがより適切な質問を選び、諸症状や病歴、服用中の医薬品といった情報を収集できます。このように、診察時に医師の知りたい情報がスムーズに提供されるしくみはすでに整いつつあるのです。そのほか、患者の主観によらない**客観的データ**をセンサー類で取れるようになったことも、問診の精度向上に寄与しています。

もっとも大きく変革するのが、**検査後のプロセス**です。現在は検査機器自体にもAIの導入が進んでおり、レントゲン・CTスキャン・心電図・血液検査・聴診に至るまで、AIによる診断機能を搭載した検査方法が開発されています。従来、このように高度な医療機器を用いた検査では、得られたデータを専門医がすべて目視でチェックしており、非常に長い時間がかかっていました。しかしAIによって「明らかに問題のないもの」を除外することが可能になり、チェックする必要のあるデータだけを見られるようになったのです。

さまざまなプロセスの簡略化

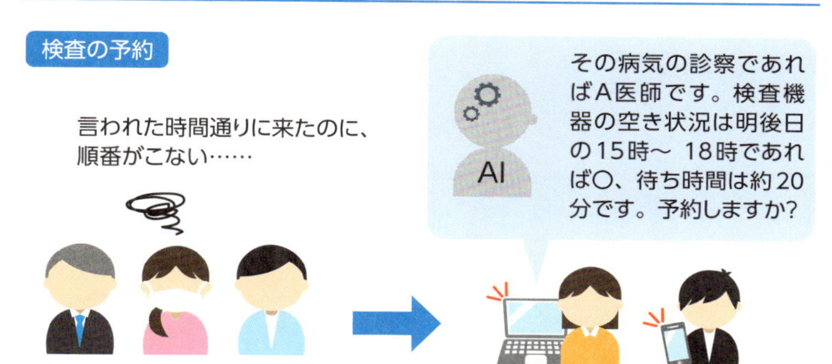

▲従来、病院の待ち時間は来院してみないとわからない場合もあったが、AIを用いた予約であれば、待ち時間につながる諸要素を分析してあらかじめ提示することができる。

問診
通り一遍の情報
しかわからない……
患者に合わせた
情報が手に入る!

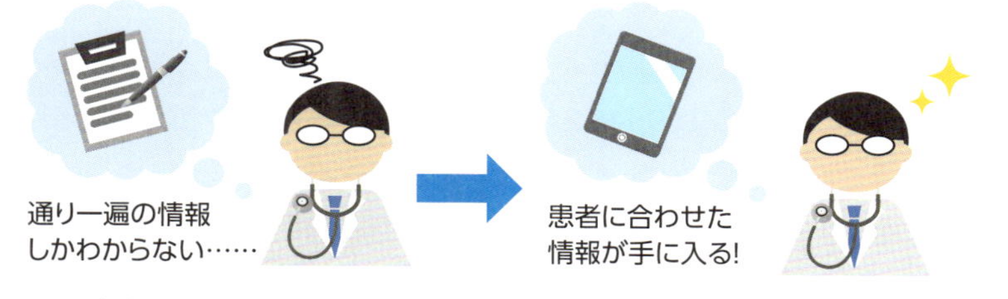

▲同じ疾患でも症状の現れ方が違う、といったケースにも適切に対応できる（詳しくは026参照）。

検査後のプロセス
全データチェックしなくちゃ……
チェックの必要
があるデータは
これだけですよ!
AI

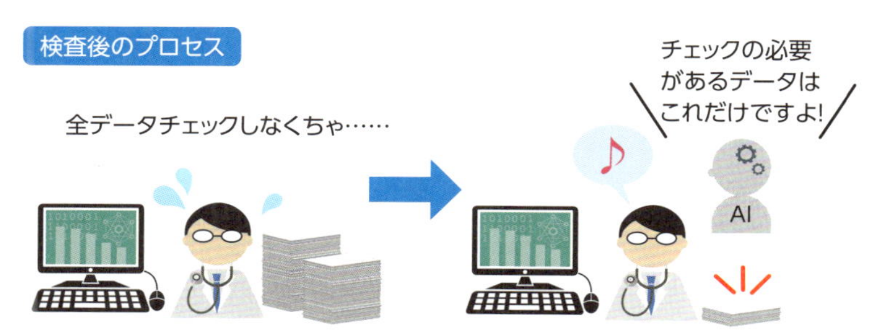

▲人間によるチェックが必要のないものとあるものにAIが分類することで、人間の工数は大幅に削減される。

011

広まるウェアラブル機器での健康管理

健康状態を24時間チェックする

近年、身に付ける電子機器を意味する「**ウェアラブル機器**」に、血圧計や血糖値測定といった機能が導入され始めました。これは、健康管理のあり方が大きく変わることを意味します。

AIには、高度な演算を行うもの、シンプルな情報の取捨選択のみ行うものなど、機能段階によっていくつかの種類がありますが、ウェアラブル機器では演算と情報の取捨選択、どちらも実装されています。その代表例がスマートウォッチで、「エッジAI」というシンプルなAIを搭載しており、これによって、たとえば心拍数のみ、血圧のみといった限定的な情報をスマホなどに送ります。スマホ側もしくはクラウド側では、送られてきたデータから**健康状態や潜在的な疾患リスクなどを判定**し、その情報を通知してくれるのです。

こうした健康状態のチェック体制が確立すれば、**自覚症状のない疾患の早期発見**が、個人レベルで可能になります。また、リアルタイムで収集された健康状態の記録は、病院で精密な検査を受ける際にも用いられ、結果的により**正確で早い診断**につながります。

そのほか、ウェアラブル機器は**ダイエットや運動のスケジュール管理**にも役立ちます。目標に対して適切な運動量がどれくらいで、もっと運動するべきかどうかをAIが通知するためです。

現在、時計のほかにも、メガネや衣類、靴などにもAIセンサーが搭載可能です。意外なところでは、コンタクトレンズに圧力センサーを組み込んで眼圧を24時間連続でモニタリングできる**スマートコンタクトレンズ**も、実用化が目指されています。

ウェアラブル機器によるモニタリング

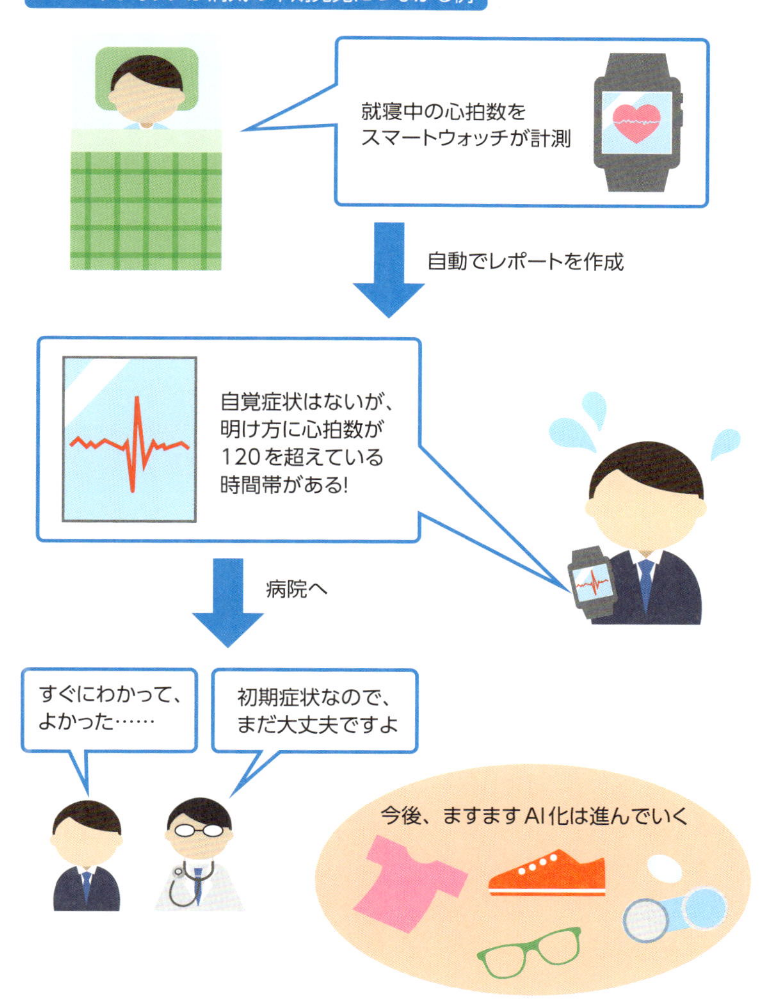

▲ウェアラブル機器によって収集されたデータをAIが分析し、診断を受けるように提案する。相談を受けた医師はウェアラブル機器から得られたデータも参考にしながら、正確な診断を行っていく。

012

睡眠状態から健康リスクを管理する

ウェアラブル機器で睡眠不足を知る

睡眠不足は集中力や免疫機能の低下を引き起こすほか、生活習慣病のリスクも高めます。また慢性的に続くと、ストレスの蓄積から精神疾患にもつながりかねません。しかし、睡眠状態を正確に調べるには、手足や眼球を含めた身体の活動状況や脈拍、場合によっては脳波を調べる必要もあるなど、決してかんたんではありません。

その点、**ウェアラブル機器**であればこうした情報を**リアルタイムで収集**できます。特に近年は、安価な腕時計型、頭に取り付ける脳波計搭載型のウェアラブル機器まで登場しており、個人でも睡眠状態をかなり正確に把握できるようになってきました。

また、こうしたツールと連携し、睡眠改善に必要なアプローチを教えてくれたり、起床時間に合わせて**適切な入眠時間**を教えてくれたりするアプリも登場しているほか、睡眠が浅く**覚醒しやすいタイミングで起こしてくれる目覚まし時計**なども発売されています。さらに、AIを用いてその人の**遺伝子や生活習慣から最適な睡眠時間を提案**してくれる取り組みも進んでいます。

睡眠不足の原因は、生活習慣や食生活など、人それぞれです。また、前立腺肥大症や過活動膀胱に伴う夜間頻尿、喘息発作、湿疹によるかゆみ、睡眠時無呼吸症候群などの身体疾患も睡眠障害の原因となります。また、うつ病などの精神疾患も代表格です。このように、睡眠には複雑な要因がかかわっていますが、AIを導入することで効率的な改善を図るスタートアップ企業なども登場しており、今後も注目すべきトピックであるといえるでしょう。

睡眠をサポートする、さまざまなウェアラブル機器

睡眠状態の把握は健康状態に直結する

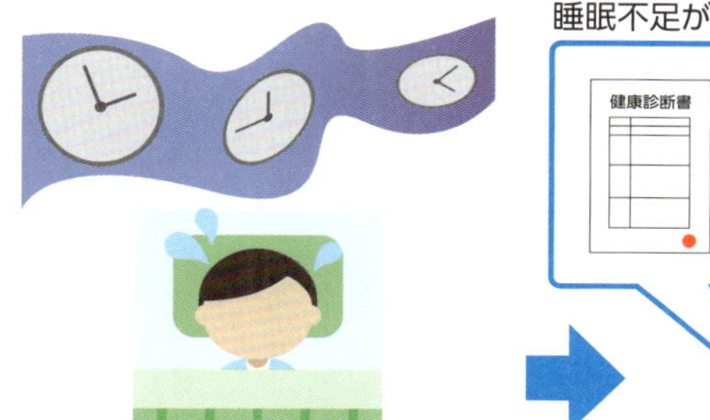

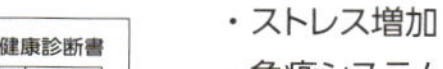

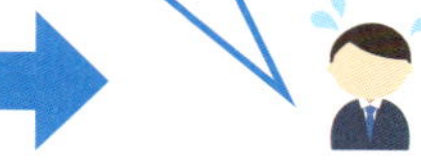

▲睡眠は、人の活動における基本。それだけに、睡眠が損なわれることで誘発されるリスクは計り知れない。

睡眠状態を検知できるウェアラブル機器

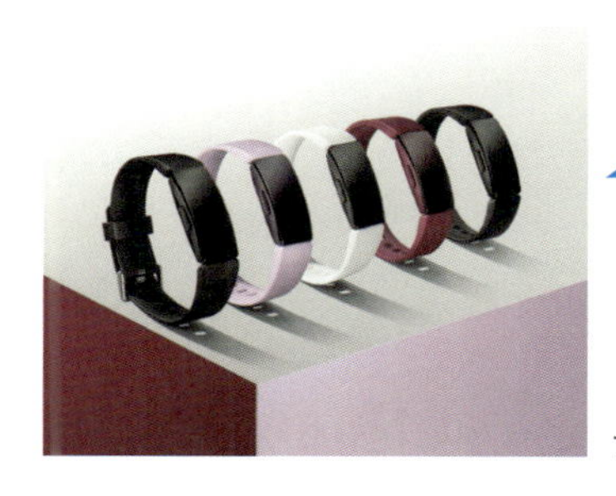

フィットネスリストバンド「Fitbit Inspire HR」

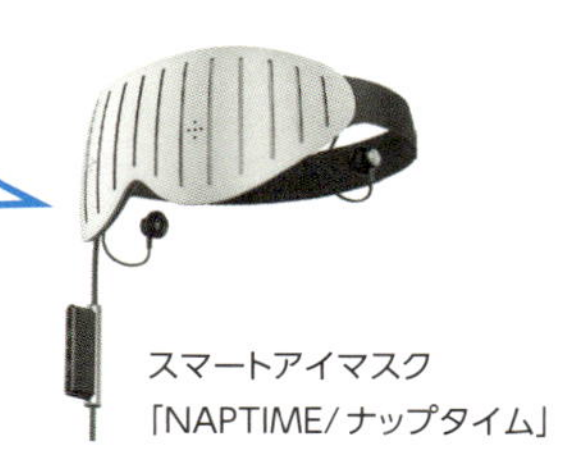

スマートアイマスク
「NAPTIME/ナップタイム」

▲どちらのデバイスも、睡眠状態をデータで確認できる。明らかに眠りが浅く、睡眠不足が続いている場合は深刻化する前に医師に相談することが可能だ。

013

もう苦しくない！　飲む内視鏡

カプセル型の内視鏡が体内の写真を撮る

内視鏡検査は、口や鼻、時には肛門からカメラを挿入する、患者にとって大きな苦痛をともなう検査です。しかし近年では、薬を飲み込む感覚で胃腸の状態を調べられる「**カプセル内視鏡**」が登場し、注目されています。検査過程としては、通信機能付きの小型カメラを飲み込み、胃腸を通る過程で画像の撮影と送信がくり返され、最後は便と一緒に排出されることで終了となります。受信用の装置を身体に付けるだけで、検査中に普段と同じ日常生活を送ることができ、苦痛もありません。

2019年現在、日本で承認されている検査は小腸と大腸のみですが、技術的にはのどや胃の検査にもすでに応用可能です。バッテリー容量の都合上、1つのカプセルで集中的に撮影できるのは特定の部位だけですが、将来的には**すべての消化器官を1つのカプセルで検査**することも可能になるでしょう。

さらに、カプセルの素材や通信方法などがより洗練され、一般層にも手軽に扱えるようになれば、カプセルとスマホをペアリングし、いつでもどこでも検査できます。撮影された画像の診断自体は専門家でなければ行えませんが、初期診断であれば、スマホでクラウドに接続するだけでAIが行ってくれるでしょう。

このように、「**定期的にカプセルを飲み、AIによる簡易診断を受け、必要に応じて医師の診断を受ける**」という形で検査を受けられるようになれば、消化器官のトラブルのほとんどは早期発見・早期治療が可能となるはずです。

カプセル内視鏡

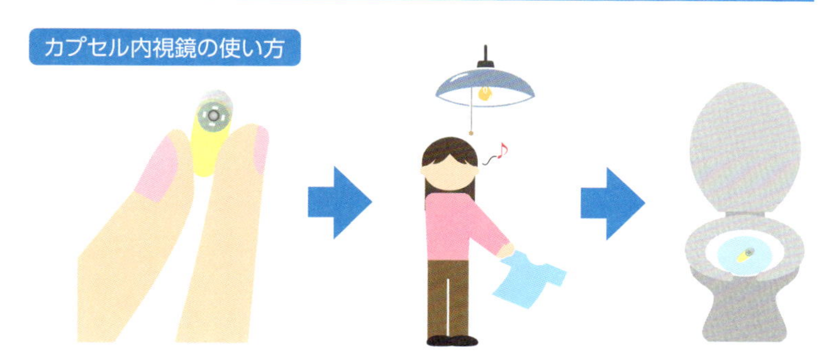

▲苦痛の軽減はもちろん、検査時間が大幅に減るのも大きなメリットといえる。加えて、このようにハードルが下がれば検査自体に対する抵抗感なども緩和できる。

近い将来、もっと手軽に使えるようになる?
Drug Store
薬局などで購入
スマホとペアリングさせてから飲み込む
リアルタイムで画像送信
異常はありません
AI
AIがチェック

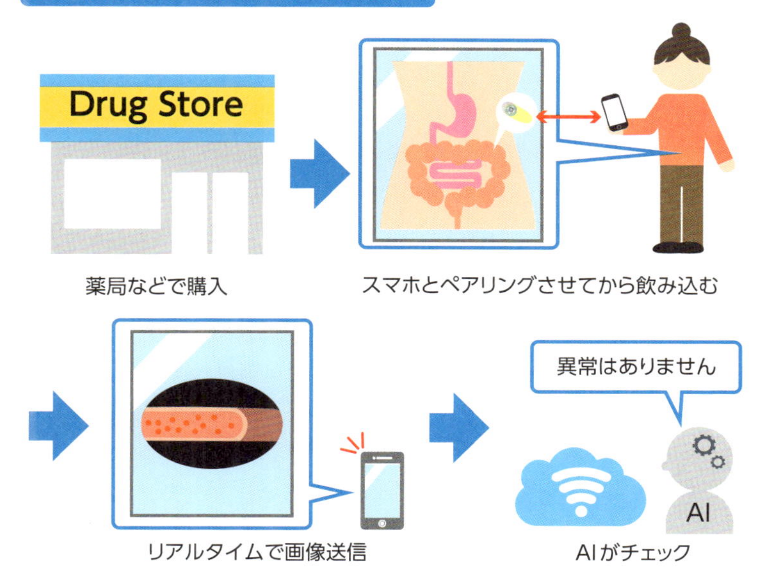

▲薬局でカプセルを購入し、スマホと連携してから飲み込む。撮影された画像データはAIによって診断され、疾患のリスクがある場合には病院に行くように促される。

014

メンタルの不調もAIで検出できる

常に身近にいてくれるAI精神科医の登場

精神疾患はデータ化しづらく、**カウンセリングのスキルなどに大きく左右される分野**であるため、正確な診断は長年の課題でした。従来から専門医によるカウンセリングが主流でしたが、医師の前でだけ状態が安定する患者も少なくないのです。しかしAIであれば、ウェアラブル機器やカメラ、スマートスピーカーなどを通して患者の状態を**24時間把握**できます。つまり、医師のいないところでの**患者の行動や精神状態を正確に知る**ことが可能になります。

また、精神疾患の根本的な原因が脳の状態異常にあるケースでは、遺伝子・脳・疾患の関係性を把握することで、より正確な診断と治療が可能です。AIの特長の1つは「**ある事象同士において、人間では見つけにくい関係性も見つけ出せる**」点であるため、瞬時に思いもよらない疾患リスクを発見できるかもしれません。現在はまだ疾患の発生メカニズムを研究している段階ですが、将来的には実用可能になるでしょう。

さらに、精神疾患の予兆や症状は日常会話の中にも現れるため、スマートスピーカーなどから会話を分析し、話者の精神状態を把握することで、早めのケアも可能になるでしょう。つまり、**精神科医が常に身近にいるような環境を作れる**ようになるのです。

精神疾患は早期治療が非常に重要で、「自分は大丈夫」と思えなくなったときにはすでに遅く、治療に時間がかかることが多い分野です。人間の状態を客観的に判断してくれるAIをある程度信頼し、カウンセリングを勧められたら素直に医師に相談するとよいでしょう。

病院の外でもメンタルチェックできる

精神疾患を抱える患者の状態を正確にモニタリングする

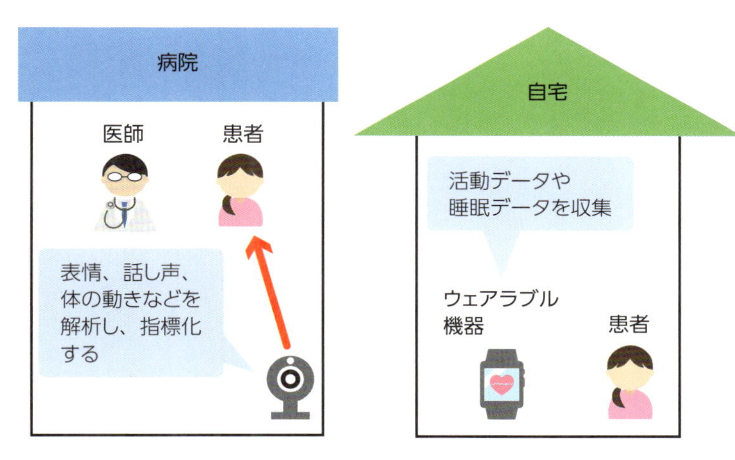

▲医師が把握できないような僅かな表情の変化や声色の変化をAIによって分析。加えて自宅での状態もモニタリング可能になれば、より正確に患者の状態を把握できるようになる。

医師には見つけにくい病因を推論する

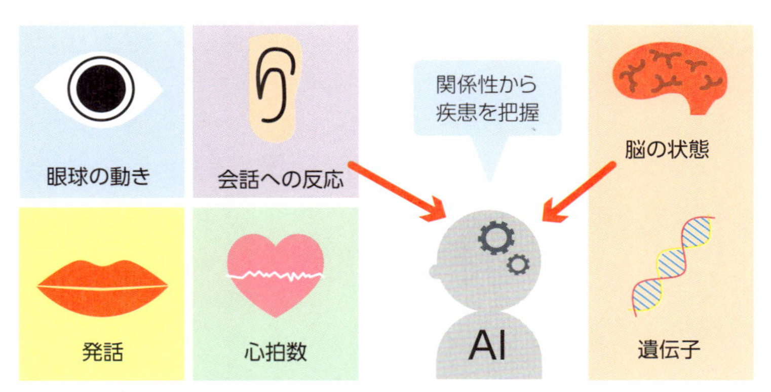

▲収集したデータはAIによって解析される。結果、従来の診察では思いもよらない関係性によって精神疾患の予兆が発見されるかもしれない。

015

AIによる遺伝子検査で「将来かかる病気」がわかる?

膨大な遺伝子情報をAIが分析する

近年でゲノム医療が進歩し、遺伝子からさまざまな情報が入手できるようになりました。その分析にAIが使われている現在では、唾液などを採取するだけで、短時間の作業によって遺伝子の情報を解析できます。遺伝子検査で重要なのは、現在ではなく、**将来発症する可能性の高い疾患が判別**でき、予防策を立てられることです。あらかじめリスクの高い疾患がわかっていれば、該当する精密検査を定期的に受けることで早期対応が可能です。特にがん、心血管疾患、脳血管疾患などは早期発見が重要であり、高い需要があります。加えて、遺伝子検査では抗がん剤の感受性も調べられるため、患者ごとに効果的な治療薬を選択できます。また、遺伝子検査によって**副作用のない抗がん剤**を作ることも目指されています。

こういった事例のなかでよく知られているのが、IBM社の**Watson(ワトソン)**です。Watsonを用いた遺伝子検査では、がん細胞のゲノム配列を読み取ってスーパーコンピュータで解析し、正常な細胞と比較することでどの部分が変異したのかを明らかにしていきます。そのうえで、治療にあたって最適な論文や事例報告、治療薬の特許情報などを数千万件のデータベースから選び取ってくれるのです。Watsonは**自然言語処理**(人間が普段使用している言葉を機械が理解できるよう処理すること)にも長けているため、このような作業が可能とされています。

とはいえ、まだ現状におけるWatsonの精度は今一つとされています。今後の研究成果に期待したいところです。

遺伝子検査はここまできた

遺伝子検査とは

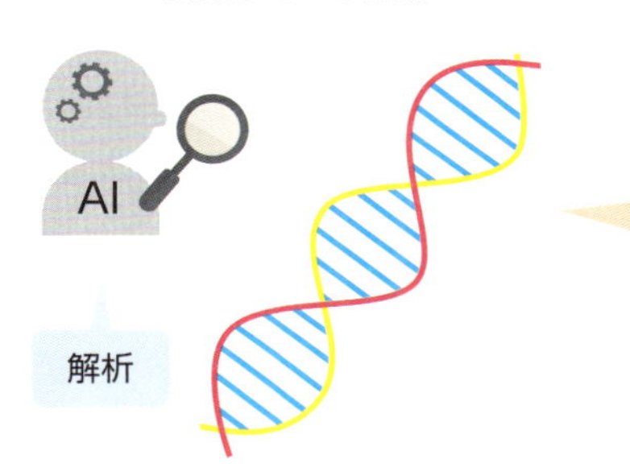

遺伝子検査の目指すもの

・がんの診断
・抗がん剤の効果予測
・薬の副作用予測
・薬の適正量の予測
・遺伝疾患の診断
・遺伝子間の発症予測

▲遺伝子検査では、かかりやすい疾患だけでなく向いているスポーツといった身近な項目についても知ることができる。ただし現在のところまだ精度が高いとはいえず、たとえば2社で同じ遺伝子検査を受けても真逆の診断結果が出るケースなども報告されている。

AIとの相性がよい遺伝子検査

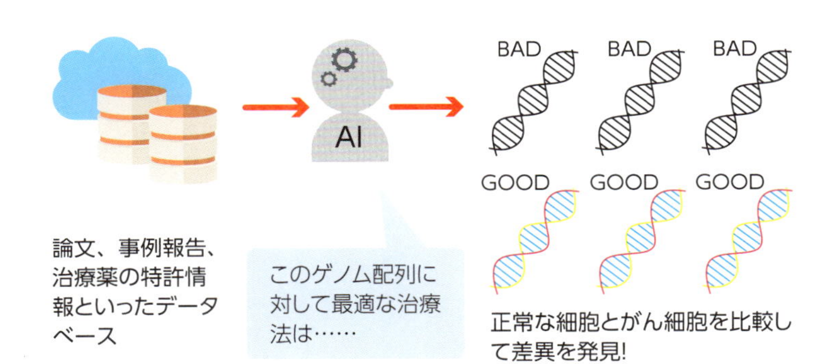

▲現在、100万人に及ぶゲノム解析の情報があり、論文数も人では絶対に読み切れないほどの量が毎年蓄積されている。AIはこのような大量のデータを処理するのに向いている。

016

通信から充電まで 無線で医療はここまで進化する

無線給電で小型化が進む医療機器

現状、医療機器における小型化と長時間のバッテリー駆動時間は両立しているとはいえません。この問題は、人体に埋め込むタイプの医療機器にとって深刻です。**ペースメーカーや人工心臓**がその顕著な例で、バッテリーが小さければ機器の交換頻度が増え、機能や日々の活動に制限がかかります。一方、バッテリーが大きければ、手術や日常生活においてやはり身体への負担が増します。こうした問題を解決するのが、**無線技術による充電**です。

無線給電による充電技術が進歩することで、ペースメーカーや内視鏡のバッテリーは小型化し、交換頻度も減ります。カプセル内視鏡であれば、飲み込んでから排出されるまで、**より詳細なデータを送り続ける**ことが可能となるでしょう。さらに開発が進めば、静止画でなく、**動画による撮影**も容易になります。

そのほか、すでに紹介してきたウェアラブル機器の充電にも応用できます。脳波や心電図の測定装置が無線化してウェアラブル機器として小型化すれば、患者は何本もの**ケーブルから開放**されます。

もちろん課題もあります。たとえば、不慮の事故によって体内の機器に不具合が起きたときです。その場合、アラームなどによって警告を与えることと、それによって患者がパニックに陥らないように落ち着かせる安全性を両立させなければなりません。技術とともにそういったリスクに対する適切な処置が進んでいけば、入院患者がケーブルまみれになるのは、すぐに過去の話となるはずです。

負担を軽減する無線技術

充電の簡易化

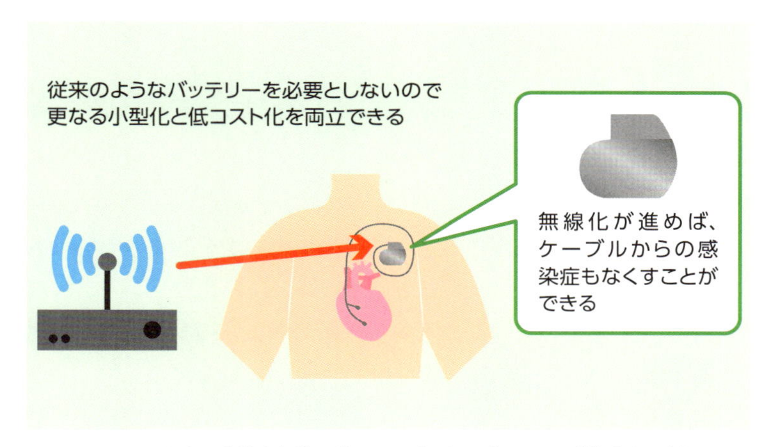

▲ペースメーカーや人工心臓を無線で動かせれば、ケーブルからの感染症をなくすことができる。また、カプセル型内視鏡を無線で充電できるようになれば、バッテリーの制約がなくなり、より多くの画像を送信できるようになる。

配線まみれだった入院患者がより自由になる

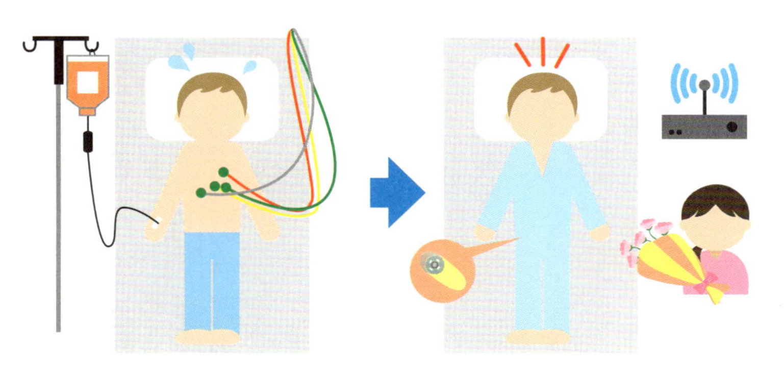

▲血圧・脈拍・心電などを測るための配線から開放され、患者は自由に入院生活を送れるようになる。

017

AIと「埋め込み型センサー」で24時間のヘルスケアができる!

身体と一体化する医療機器が人体を変える

進化し続けているとはいえ、ウェアラブル機器だけで得られる体内の情報には限りがあります。そこで登場したのが、ペースメーカーのような医療機器をさらに小さくした**埋め込み型センサー**と呼ばれる機器です。ウェアラブル機器のように体外に露出せず、身体に埋め込んで使います。**臓器や血液から直接データを得られる**ため、脈拍や血糖値といった心疾患や糖尿病の予防に必要な情報も**リアルタイムで入手**できます。また、将来的には血流や心拍、無線技術を利用した充電方法も検討されているため、**充電作業そのものから解放される**可能性もあるのです。

メリットはそれだけではありません。24時間、常時データを取得できるようになれば、従来は判別できなかった**新たな診断ポイントを発見**できる可能性もぐっと高まります。さらに、従来型のウェアラブル機器では装着する場所が適切でないと取得できるデータに大きなずれが出てしまうなど、正確性の面でやや難がありましたが、埋め込み型であればそのようなケースも防ぐことができるのです。

このような埋め込み型センサーには、各スタートアップ企業も力を入れており、この先、さらに進歩していくとみられています。たとえば実業家であるイーロン・マスクが創業したNeuralink社などは、超薄型の「糸」型の埋め込みセンサーを開発しています。N1インプラントと呼ばれるこの技術は、脳の障害を持つ患者向けに開発が続いており、将来的には**文字を頭に浮かべるだけでコンピュータ上に出力できる**といった目標を掲げています。

埋め込み式センサーのもたらすメリットと、その未来

身体の中にセンサーを埋め込む

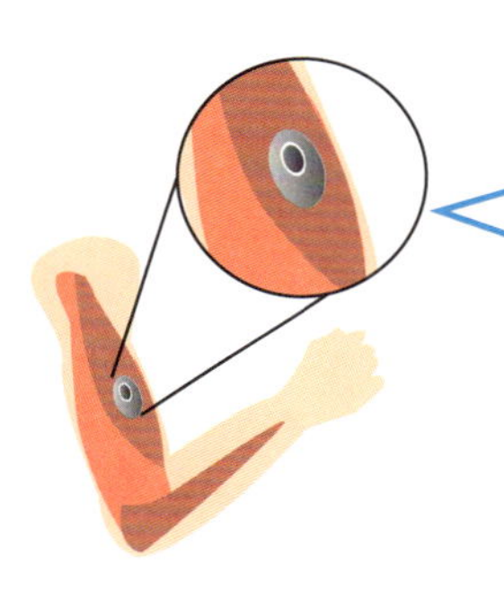

・神経や筋肉をリアルタイムでモニタリング
・人の手による充電作業も必要ない
・異常時にはアラートで知らせる
・ハッキングの防止など、あらかじめ解決しておくべき課題もある

▲体内に埋め込んだセンサーでデータを測定する。無線充電により充電され、センサーそのものが寿命を迎えるまで運用が可能。非常に小型のため、生活を送るうえで不便はない。

小型化が進めば脳にも応用可能?

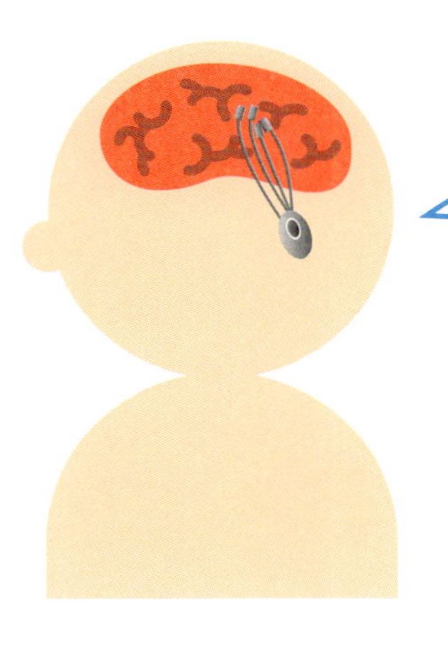

・脳組織に埋められ、大量のデータを読み書きする
・細さは直径4～6マイクロメートル
・その細さから、周囲の脳組織へはほとんど影響しない
・ラットを用いた実験では、現行のセンサーに比べ10倍の読み書き性能が得られた

▲さらに薄く、細くすることで、脳に埋め込むセンサーも開発が目指されている。

018

「見えない初期症状」をAIが検出 発症前に病気がわかる!

AIのモニタリングにより僅かな兆候も見逃さない

これからの診断や検査は、通院より予防に重きを置く形に移行していくでしょう。すでに現在、その最前線でAIを搭載したモニター機器が活躍していることは、ここまで確認した通りです。特にここで重要となるのは、センサーなどの**各種モニター機器の情報を統合して分析できるAI**です。脳波を測る精密なモニター機器だけでは得られる情報が限られますし、脈拍や血圧だけでも足りません。正確な疾患の予測には、心電図波形や血糖値のほか、精神状態や睡眠状態に関する情報も統合して判断する必要があるのです。そして、そのような**リアルタイムかつ膨大な情報の分析と学習**こそ、高度な機械学習を実装したAIの得意分野といえます。

そのような統合のうえで、当人には気付かず、また医師の目視では見逃されてしまうような小さな初期症状を通知してくれるしくみが理想です。そのためには、クラウド上に保存された大量の病気データとウェアラブルデバイスなどが常時、接続されている必要があります。**IoT**(さまざまなモノとインターネットがつながること)化が進んでいる昨今、AIによるモニタリングには追い風が吹いています。

とはいえ現状では法整備が追い付いていないこともあり、個人で使えるAIがサポートしてくれるのは、**診断を受けるように警告**したり、**医師に連絡**するところまでです。

将来的に、正しい判断を行うAIが開発され、患者がそれに基づいて市販の医療薬で疾患を防止できるようになるかもしれません。

身体の状態を常にモニタリングし、AIが予兆を見つける

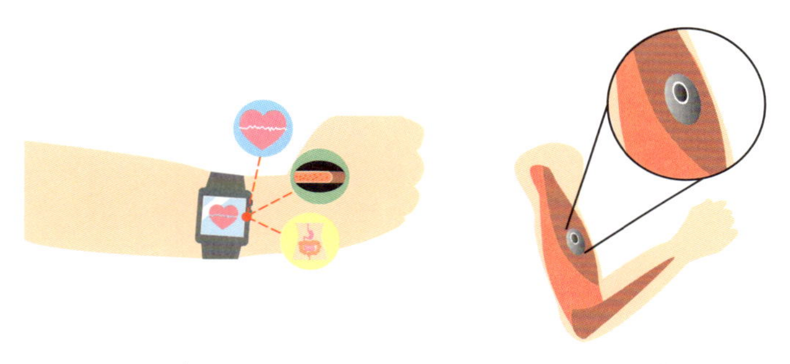

ウェアラブル機器や埋め込みセンサーで常にモニタリングする

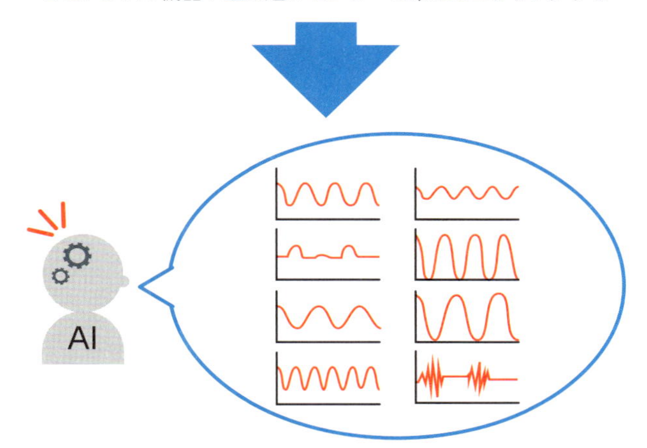

異常がないかをAIが常に分析し、兆候を見つける

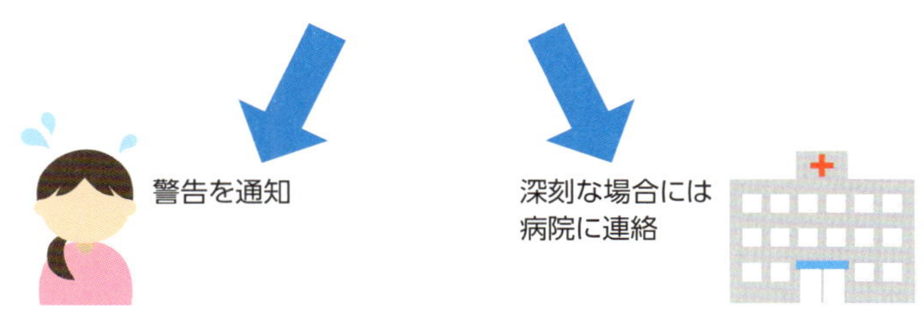

▲個人の健康状態をAIが常にモニタリングし、異常があった場合に通知したり、場合によっては救急車を呼んだり、医師に連絡したりと、本人が動けなかったとしてもAIがサポートをするようになる。

Column

ビッグデータを分析し医師を支える「データサイエンティスト」

今後、AI医療が発展していくには、患者一人一人の健康情報が日々蓄積され、充実したビッグデータが築かれていくことが不可欠です。しかし、ビッグデータと医師だけでは不十分です。ここで必要とされるのは、ビッグデータを適切に分析して有用性を高める「データサイエンティスト」の存在です。

病院はデータの宝庫です。体温や血圧、脈拍に血糖値といったバイタルデータはもちろん、薬剤に関するデータや、来院者がどのような動線を取りどれくらい待たされるのかといった空間的・時間的なデータもあります。しかし現状の医療現場ではそのようなビッグデータをいまだきちんと分析しきれていません。そのため、データサイエンティストに対する需要が特に高まっているのです。2016年に文部科学省が発表した科学技術白書「超スマート社会」では、ビッグデータ解析技術の発展によって、一人暮らしの老人であっても迅速で正確な治療を受けられるというビジョンが描かれています。

医学の知見を積んだデータサイエンティストと医師が手を取り合うことで、近い将来、本書の未来像を実現することができるかもしれません。

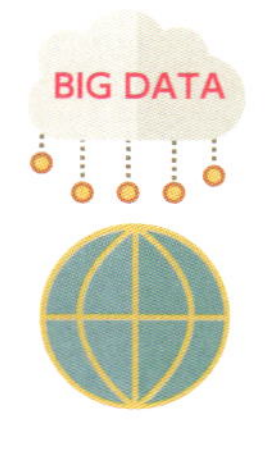

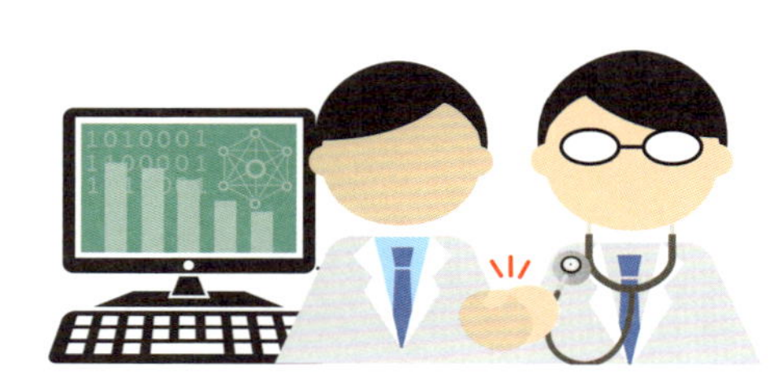

Chapter 3

最適な治療ができる AI×診察の最前線

019

AIですばやく正確な診断ができる!

どこでも適切な医療を受けられるように

画像診断におけるAIの躍進は目覚ましいものがあります。たとえば複数の角度から撮影したX線画像を組み合わせ、歯の全体像を把握できる「歯科パノラマX線画像」の診断速度は**歯科医のおよそ6,000倍**です。こうした診断AIと医師によるダブルチェックを導入すれば、**見落としは大幅に減らせる**といえるでしょう。

ほかにも、すばやく正確な診断が可能になることにはさまざまなメリットがあります。たとえば、医師の個人差によるあいまいな診断が減り、**どこでも適切な医療が受けられる**ようになることです。また、医療ミスも削減されます。厚生労働省の「医療安全推進総合対策」では、医療ミスの原因として「(中略) チーム内のルールが不十分であったり、十分な意思疎通がないために医療事故に発展することもある」という考察がなされています。その点、医療機関で情報を連携する際、一部をAIに代替すれば、従来の「人から人へ」という情報伝達に比較して認識の齟齬は大きく減り、効果的なリスクヘッジとなるでしょう。

加えて、AIによる効率化の結果、人間の医師にしかできないことが浮き彫りになります。それは、**患者の個を尊重したコミュニケーション**です。AIによって下された診断を、より納得してもらうための平易かつ誠意のある説明などは、その最たるものといえます。また、病院に来てもらうための**適切な情報発信**などにも、時間を割けるようになるでしょう。AIですばやく正確な診断ができることは、医師が患者に寄り添ううえでも重要な役割を果たすのです。

AI診断のメリット

医療の質を高いレベルで平均化させる

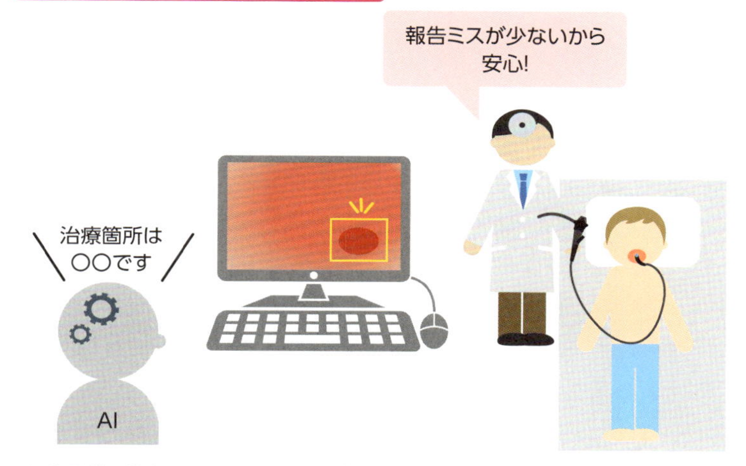

▲画像認識の精度はもちろん、医師が「判断」に集中できる点も、診断レベルの向上に寄与する。

医師はコミュニケーションに集中できる

先生が言うなら
頑張ってみよう
少し大変な治療法ですが、
一緒に頑張りましょう

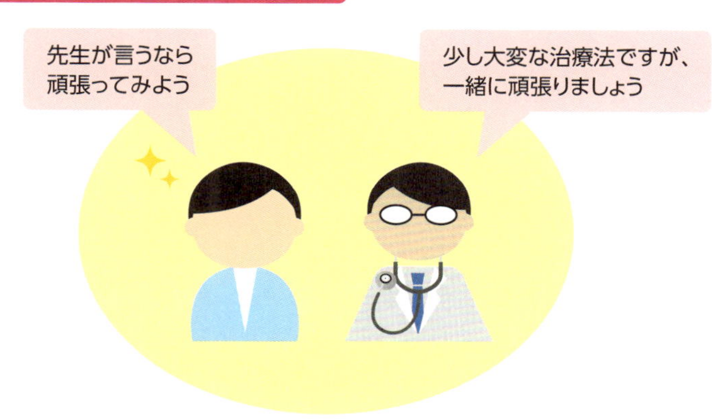

▲いざAIによって正確な診断がなされても、それをもとに患者と真摯に向き合うという医師の役割は変わらない。

020

AIによる診断のしくみ

教師あり学習でAIは精度を向上させる

AI診断でもっとも進んでいるのは画像診断です。**教師あり学習**という手法を例に、もう少し詳しくそのしくみを見てみましょう。

まず、1つ1つの患部画像に対し、たとえばそれが病気か健康か、といった医師の診断を「**正解ラベル**」として付与します。この役割は、「教師」である人間が行うことになります。そういった正解ラベル付きの患部画像を何千、何万と用意し、AIに入力します。するとAIは、患部画像とラベルの対応関係を見て、どんな画像であれば病気なのか、あるいは健康なのか、といったことを**学習**していきます。最終的には、ラベルがない画像を見せても、それが**病気であるか健康であるか答えてくれる**ようになるのです。このラベル付け作業は現場の医療従事者が地道に行う場合が多く、非常に骨の折れる作業です。また、現段階でにおいて医療現場に存在している画像データや検査データはまだ適切なラベル付けがされていないものが多いため、日本のAI医療が早急に解決すべき問題の1つとして知られています。

しかし、このようなビッグデータを用いたAIの分析がより普及していけば、画像診断以外にもさまざまな用途に応用可能です。すでに見てきた遺伝子検査や電子カルテも、多くが機械学習によるアルゴリズムを利用しています。その意味で、今後、AI医療が発展していくには、正確な正解ラベルが付与された**「良質な」データをどれくらい保持し効率的に増やしていけるのか**、といったことが重要になるでしょう。

教師あり学習で発展していくAI

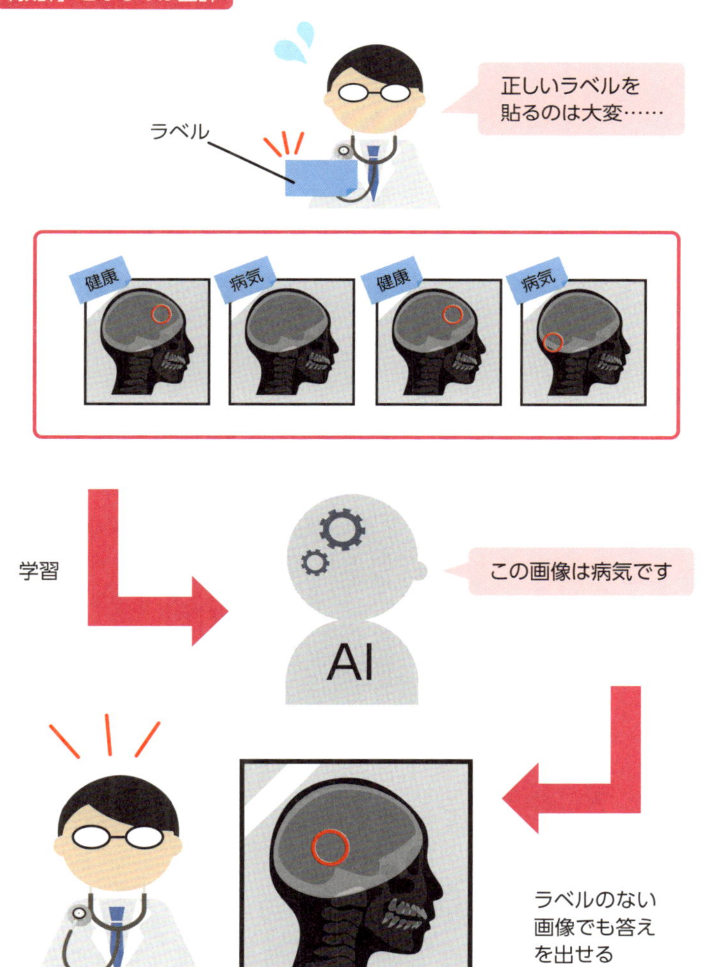

▲上記のような画像はもちろん、患者の病歴のようなテキストベースのデータをAIが理解できるようラベル付けできれば、機械学習による診断はさらに裾野が広がるとみられている。

021

医師を圧倒したAIの診断

スピーディーかつ高精度で、感染の広がりも防止

2018年、日本国内におけるインフルエンザ患者数は2,000万人以上となり、史上最大の流行となりました。対策が急務であることは自明ですが、インフルエンザウイルスは体内で増殖するまでに時間がかかるため、**発症から12～24時間**以降に検査を行わないと判定しにくいといわれています。かつ、検査で陰性だったとしても、感染していないと言い切れないのも難点でした。

そのような状況の中で、人間の医師を圧倒する技術を開発したのが株式会社アイリスです。同社のAIは、インフルエンザの疑いがあるのどの腫れの画像に対し、インフルエンザであるものとそうでないものをAIに学習させ、**画像からインフルエンザ感染を瞬時に判定**するというものです。インフルエンザの腫れは患者の約98%に現れますが、人間では熟練した医師でなければ判定が難しかったのです。しかし、AIであれば人間の目視では気付くことのできない細かな特徴も検出できます。また、鼻腔に綿棒を入れる従来の検査方法と異なり、**小型カメラを口の中に数秒入れるだけ**なので患者への負担も少なく済みます。何より、すぐ正確な検査結果がわかれば、陽性の患者が通勤や通学先で感染を拡大させてしまう、といったケースを防ぐことができる、という点においても有用です。

近年ではインフルエンザ以外にも、乳がんや肺がん、脳腫瘍などにおいて、すでにAIは**医師以上の精度で発見**できることが示唆されています。

インフルエンザ治療にみるAIの可能性

医師による治療の限界

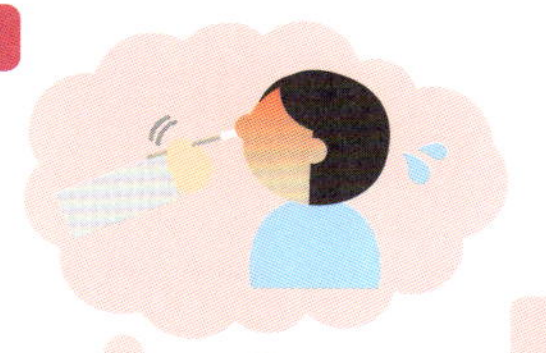

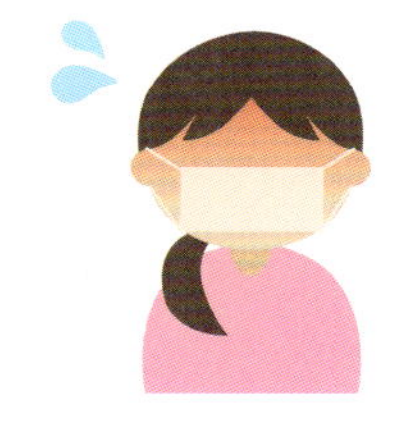

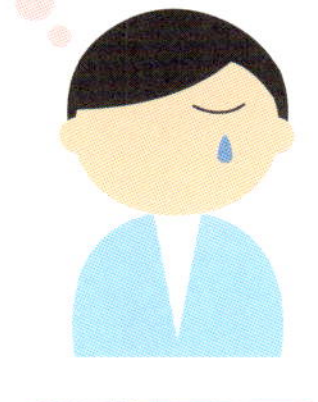

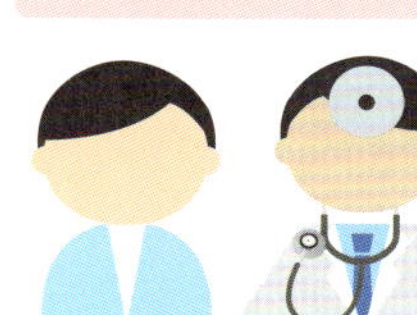

確定診断が難しい

苦痛を伴う検査

陰性でも感染の可能性がある

▲2019年にも東京都内でインフルエンザの「流行警報」が出されるなど、多くの人々にとって注意すべき疾患であり、より効果的な対策が待たれていた。

AIであれば効率的な治療が可能

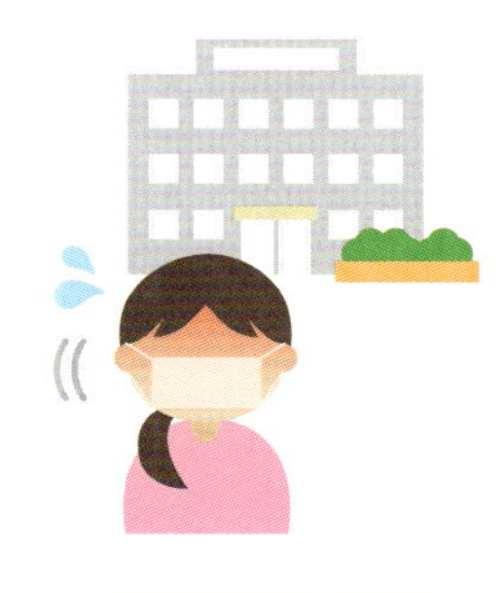

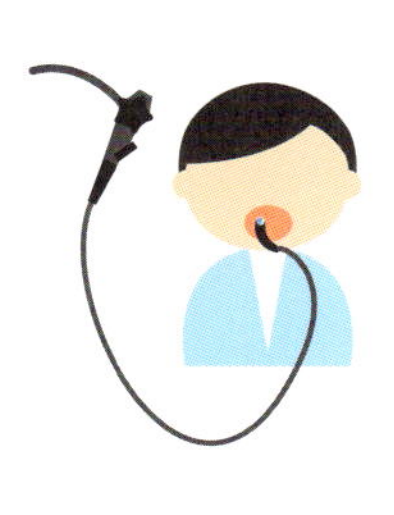

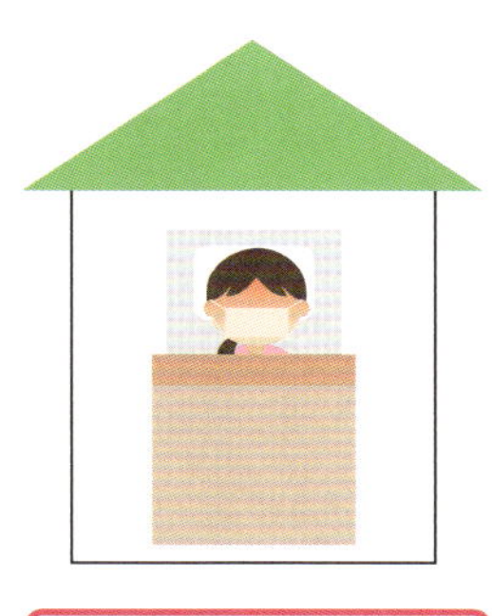

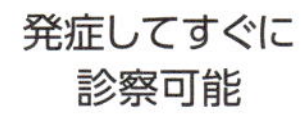

発症してすぐに診察可能

小型カメラを口に入れるだけなので苦痛が少ない

精度も高く、間違って通勤や通学をするケースも防ぎやすい

▲AIによるインフルエンザの診断精度は綿棒を使った従来の検査法以上であり、従来生じていた発症から確定診断までの時間差が短くなる。

022

AIが見抜いた真の病名

医療現場で医師を影から支えるAI

2016年、東京大学医科学研究所が、Watsonによって**医師の診断の方向性を正しく修正**したと発表しました。医師が「急性骨髄性白血病」と診断した疾患に対し、Watsonは患者の遺伝子情報を解析することで、白血病のなかでも特殊な「二次性白血病」の可能性を提案したのです。医師らがその診断の正確性を確認したうえで治療方針を変更したところ、患者は快方に向かいました。

ちなみに、この診断で用いられたのは画像診断ではなく「遺伝子診断」でした。画像診断は医師でもできますが「遺伝子診断」は医師が一人で行うのは難しく、Watsonの強みが生かされた診断となりました。このように、AIは人間とは全く異なったアプローチから、時に意外とも思える助言をすることもあります。その点において、**AIをセカンドオピニオンとする**ことは非常に有用でしょう。

また、AIは**情報のアップデートを見逃さない**点においても、医師の誤診防止に一役買うことが期待されています。たとえば、昨年まで無害とされてきたサプリメントが実は血液検査の数値に異常を与える可能性がある、といった論文が海外で発表されたとします。従来であれば、この程度の事例は生死に直接かかわらないものとされ、厚生労働省による注意喚起もされず、知らない医師も多かったでしょう。しかし、**AIであれば見落としません**。患者がその論文に該当するサプリを服用したまま血液検査を受けようとすれば、ただちに医師に知らせてくれます。このように、**誤診の芽を摘んでくれる**ことも大きな助けとなるはずです。

セカンドオピニオンとしてのAI

真の病名を見抜いたWatson

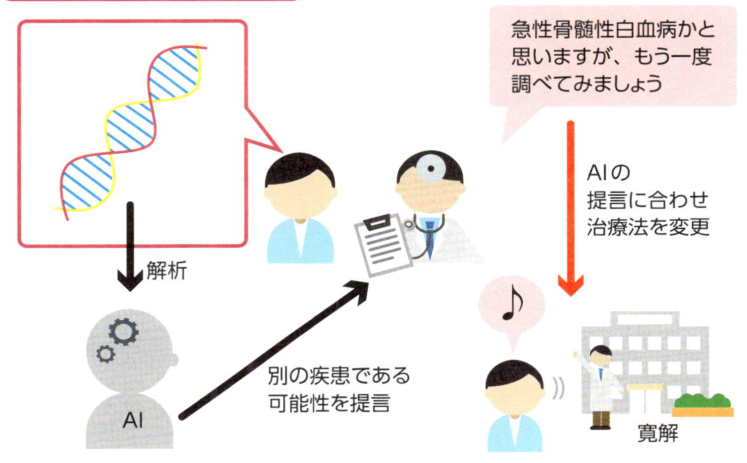

▲AIが正しい病名を見抜くのに要した時間は、わずか10分程度だったという。

情報を日々更新できる

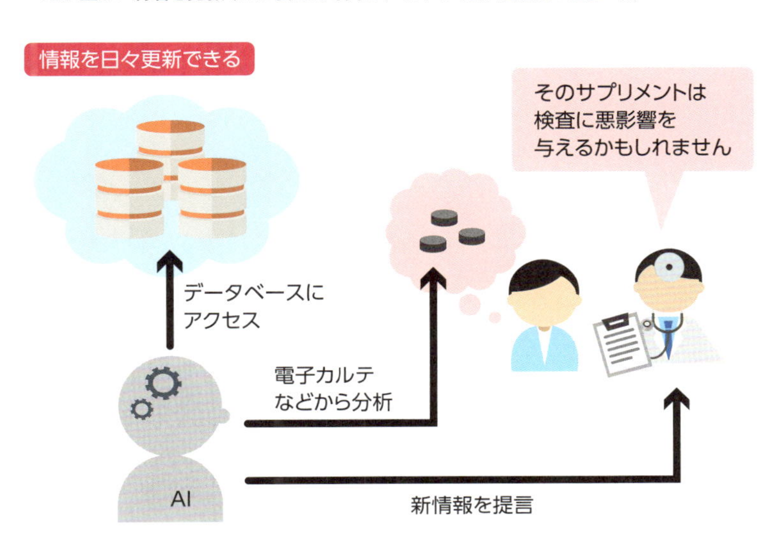

▲論文を参照することの難しさには、「精読の価値があるかどうか」を判断することも含まれる。こういった面での取捨選択についても、AIの果たす役割が大いに期待されている。

023

AIで診察結果を多角的に分析し、予測まで行う

カギを握るパターン分類

健康状態の把握や疾患の予測は1つの情報だけではできません。画像診断、各種症状、既往歴、生活習慣なども踏まえて総合的に判断する必要があります。このとき、さまざまな情報から患者の健康状態のデータを見ると、極めて規則性の高いパターンが見つかることがあります。それらと似たパターンで推移している別の患者がいれば、ある程度正確に予測ができるでしょう。そのうえで、予防のために変えるべき生活習慣や飲むべき薬などが分かれば助言を行い、早期に発見して治療を始めることが可能です。

NECは複数の要素を踏まえて予測を行うAIを備えた「**NEC 健診結果予測シミュレーション**」を倉敷中央病院に導入し、2019年に運用を開始しました。このシミュレーションでは、病院に蓄積された過去6万人分のデータをAIに学習させ、十数種のデータを踏まえて**数年後の健康状態を予測**することができます。これによって疾患の予測ができるようになり、人間ドックや健康診断から得られた情報は、次に来院する人々の健康増進に役立ちます。

このように、AIによる診察は過去のデータを参考に、現在の健康状態を調べ、未来を予測するという領域まで進みつつあります。こうした試みはデータが増えれば増えるほど精度が上がるため、将来的には健康診断後に**AIから助言を受け、生活習慣を変えていく**のが当たり前になるでしょう。

AI診察のプロセスと事例

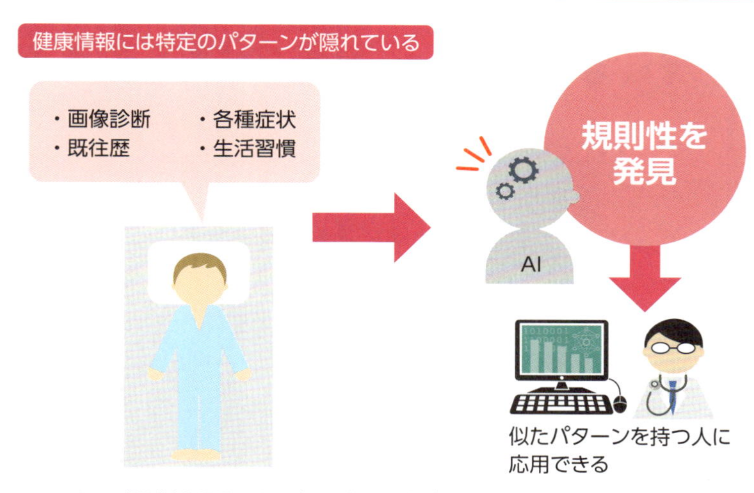

▲AIによって規則性を発見できれば、一部の治療プロセスを簡略化できる。

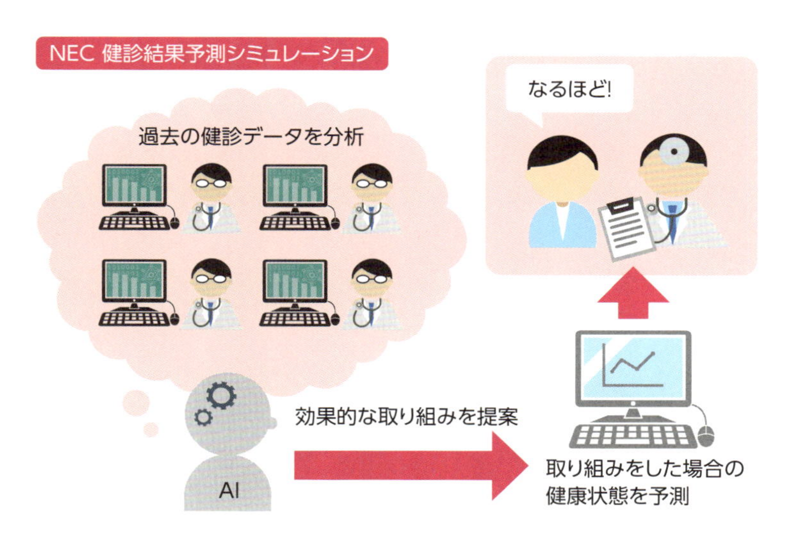

▲データベースを分析し、予測モデルを使って健診データと照合する。その結果として得られた予測データを患者と医師に提供し、今後の健康増進に役立てる。

024

「リアルタイム内視鏡」で診察しながらがんを見つける

画像を見ながらその場でAIが助言をくれる

国立がん研究センターによれば、大腸がんは肺がんに次いで2番目（女性に限ると1番目）に死亡者数の多い深刻な疾患です。この大腸がんは、通常、大腸の表面にできるポリープから発生します。そのため、内視鏡検査では、腸内の映像を医師が見ながらポリープを探し、発見次第、必要があればすぐに除去します。しかし、この検査は**医師の腕に診断精度が大きく左右される**うえに、**患者にも負担のかかる**検査であるため、小さな病変部を通り過ぎても気付かないまま検査を進めてしまうことも少なくありませんでした。事実、人間の医師のみの検査では、およそ**20%ものポリープが見逃されてしまっている**とも言われていたのです。

しかし、**リアルタイム内視鏡診断AI**を用いることで、こうした状況が変わります。このAIは、ベテランの医師が診断した内視鏡画像をお手本として学習します。そのうえで、**内視鏡の映像をリアルタイムで分析**し、怪しい部位が見つかればその場でピックアップしてアラートを出すのです。医師はその部位を重点的に調べたり、通り過ぎていた場合には戻って調べなおすことが可能です。さらに、判断の付けにくい部位の映像を保存し、改めて熟練の医師に調べてもらったり、ミーティングで助言を求めることも可能となります。

将来的には、遠隔医療と組み合わせ、内視鏡の操作は現場にいる内視鏡技師が行い、AIによる助言に従いながら内視鏡を操作して画像を集め、遠隔地にいる熟練の医師に最終的な診断をお願いするというアプローチも可能になるかもしれません。

熟練医師の目視技術をもたらすAI

リアルタイム内視鏡検査のしくみ

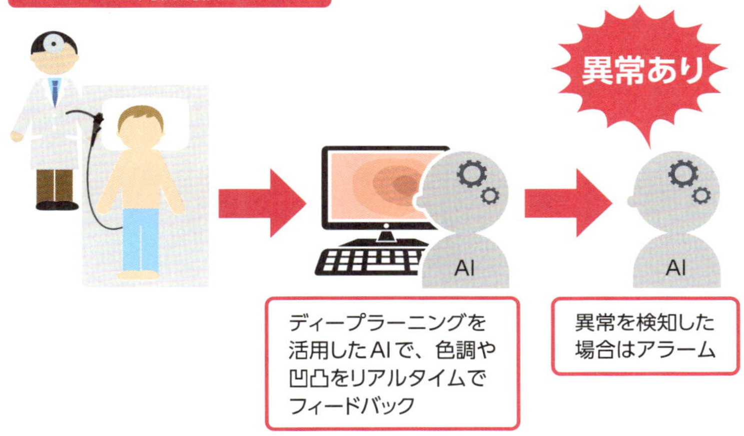

▲内視鏡で撮影された映像をAIで分析し、その場で情報を表示する。AIによるフィードバックを確認しながら、怪しい部位を重点的に調べることができる。

内視鏡AIによる助言

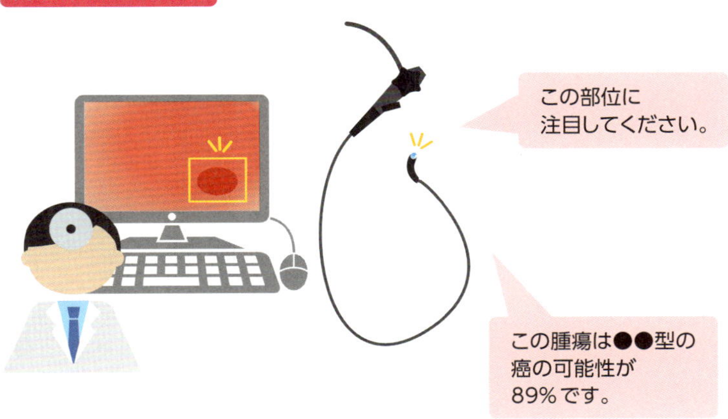

▲映像の中で特定の部位を囲み、それがどんな疾患なのか、確率はどれくらいなのかを表示してくれる。部位の画像は保存され、見落としていれば戻って検査することができる。

025

AIは「参考」最後は医師が判断する

AIのミスでも、責任を取るのは医師

医療行為に対してAIが「最終的な責任を負う」ことはできません。一方で人間の医師には法律によってさまざまな義務が課せられ、果たせなければ罰則が伴います。患者の治療に関する責任を一手に負い、問題があった時に説明を行い、サポートを行うからこそ、医師として働けるのです。厚生労働省主催の「保健医療分野AI開発加速コンソーシアム」における会議でも、**AIはあくまで支援ツール**であり、**判断の主体は医師**であるという認識で一致しました。参考とされたのは、医師法（昭和23年法律第201号）第17条「医師でなければ、医業をなしてはならない。」というシンプルな条文です。

画像診断や遺伝子検査を通してAIは助言をくれますが、それはあくまで参考情報であり、**最終的な診断・治療法の決定は医師が**行います。この部分を曖昧にしてしまうと、医師がAIを過信し、医療行為をAIに任せっきりにしてしまう可能性があるからです。これは各種ガイドラインにも記載され、医療用AIのマニュアルにも明記される大原則です。

ただし、今後AIがさらに発展していく流れの中で、医療用AIでなければ発見できなかった疾患について最終的な判断を下した医師が全面的に責任を問われるというようなケースがあれば、医師が医療用AIに対して消極的になってしまい、これでは本末転倒です。加えて近年では、たとえばAIを開発した側が不十分な学習データからアルゴリズムを作るようなケースがあったとして、**医師にのみ責任を負わせるのはおかしい**、といった論調も強まっています。

責任をめぐる難題

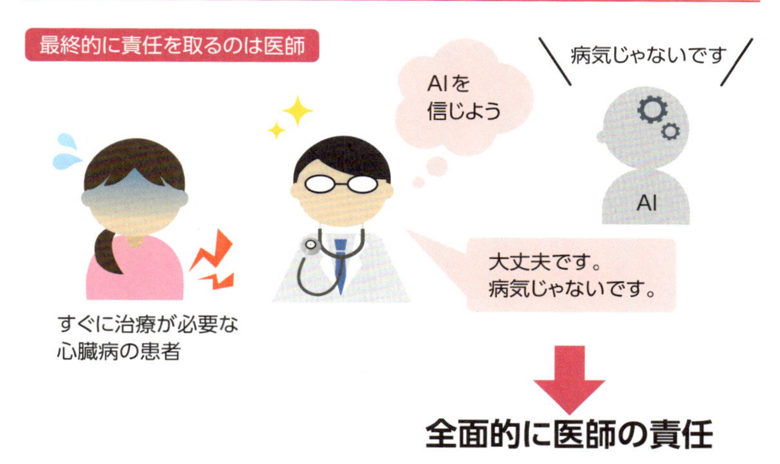

▲AIによって提供されるのはあくまで参考情報である。情報をどのように扱い、判断するかは医師に任されるため、AIが間違った情報を提示したとしても責任を取るのは医師となる。

AIの判断は参考情報

Miss

AI

訴訟!

▲医師のみの責任を問うような法制度では、AIに対する萎縮が生まれてしまい、本来の迅速な診断ができなくなるケースも考えられる。

026

待ち時間が激減! AIによる問診とは

AIによる問診で診察前に情報収集

問診とは、診断の参考にするために医師が患者に病歴や症状などを尋ねることです。多くの場合、医師が直接患者に質問する前に「問診票」のようなものを患者に書いてもらい、診察の際にその情報を参考に質問をしていきます。これらをデジタル化しAIを導入することで効率化できるという点については010ですでに確認しましたが、ここでは**デジタル問診票**のメリットについてより詳しく見ていきましょう。

まず、デジタル化された問診票であれば、**質問事項を自由に追加**することが可能です。特定の質問にYESと答えた人に質問を追加したり、痛みがあると答えた人に程度を表現してもらったり、痛みの周期や症状の回数などをより詳しく記入してもらうことが可能です。これは医師による問診に極めて近く、医師が直接問診を行う前に必要な情報が全て記入された状態にしておくこともできるでしょう。そして、現場の医師は重要な項目のみ直接確認し、すぐに診断を下すことが可能となります。

その結果、**患者の待ち時間が減り、通院全体の時間が減り**ます。さらに、この問診は患者個人が持っているスマートフォンと連携することが可能なため、病院に着く前の移動中に記入しておき、**到着してすぐに診察を受ける**ということも可能になります。AIによる問診によって、今までに当たり前だった長い待ち時間が軽減に向かうでしょう。

問診表はデジタル化していく

患者側のメリット

場所を選ばない

タブレットやスマホなど、来院前に自分の好きな場所・好きなタイミングで入力できる。また好きなだけ時間をかけられるため、記入の間違いも少ない。

質問が最適化される

特定の答えには別の質問が表示されるなど、患者一人一人に最適化された質問が自動で行われる。そのため「この質問に答えるだけで本当にいいのだろうか」といった不安を取り除くことができる。

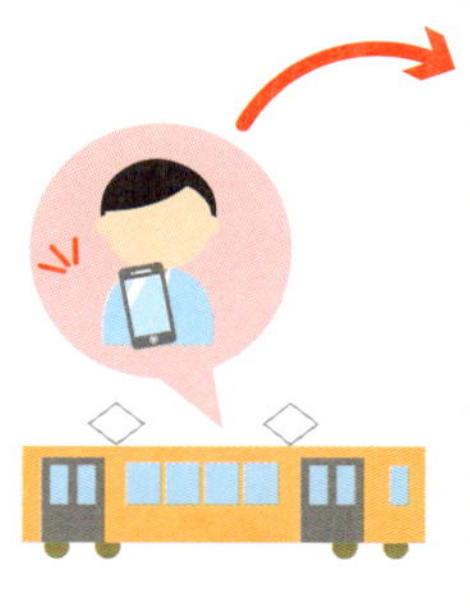

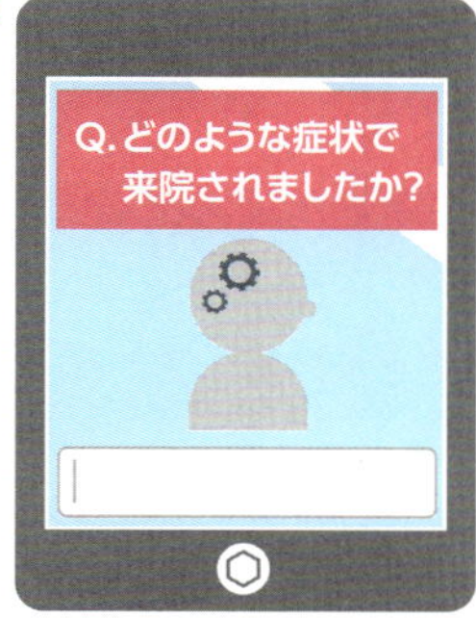

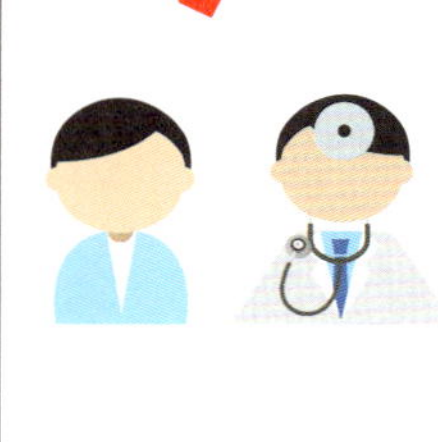

医療機関側のメリット

コスト・リスクが削減される

紙などの事務用品コストだけでなく、紛失や文字の読み取りにくさから生じる認識のミスといった誤診につながるリスクを避けやすくなる。

場所を選ばない

診察前にあらかじめ知りたい情報が提示されるため、すぐに本質的な質問を行い迅速に診断することができる。

▲移動時間や待合室での待ち時間に、AI問診で詳しく健康状態を聞いておけば、診察にかかる時間は最小限で済む。

027

「在宅医療」の実現で通院も入院も不要になる!

自宅にいても医師が健康状態をチェックできる

すでに011などで確認してきたように、ウェアラブル機器やスマホの発達により、**在宅医療**の質が急速に向上しています。特に、こうした在宅医療は何度か通院した患者や入院経験のある患者に有効で、症状が比較的安定している慢性期や、自宅での最期を希望する終末期などであれば、通院や入院ではなく、在宅診療が適するケースが増えつつあります。同様のケースは、問診よりも行動監視が重要な認知症などにおいても見られます。AIが状態を監視し、異変が生じればネットワークを通じて病院に通知され、病室に看護師が向かうのと同じように、自宅や入居施設へ救急車やドクターカーが手配されます。場所が自宅か病院かという違いだけで、それほど大きな違いはありません。

こうした在宅医療のシステムは医師のいない**介護施設などでは特に有益**で、芙蓉グループと長崎大学が共同研究を進めている「安診ネット」では、介護施設などで生活する患者の状態をデータベースで共有し、医師や看護師が状態をチェックし、介護施設にアドバイスを行うことで健康状態の管理を行っています。こうしたシステムは訪問介護にも応用が可能であり、自宅で安全に介護を行うこともできるようになるでしょう。

何より、在宅医療の充実は「**本当に病院に来る必要がある患者**」に対してより**迅速な診断が可能になる**ことを意味します。限りある医療リソースを効率的に使用しなければならない現在、在宅医療はその点においても大きな役割を期待されているのです。

ネットワークで連携する、AIとヘルスケア機器

在宅であっても安心

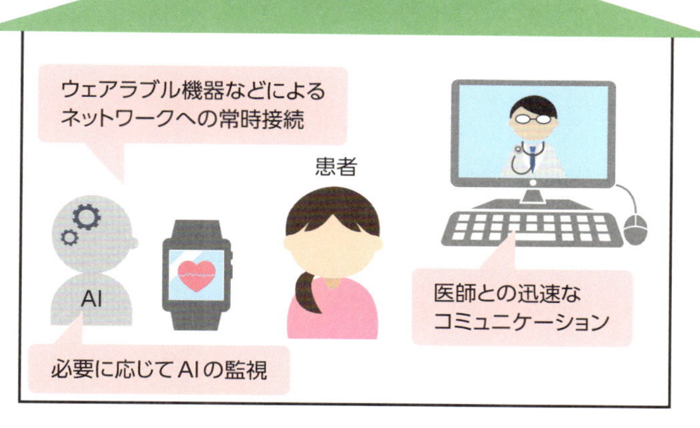

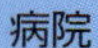

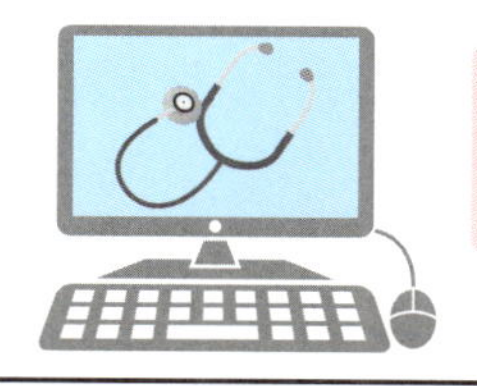

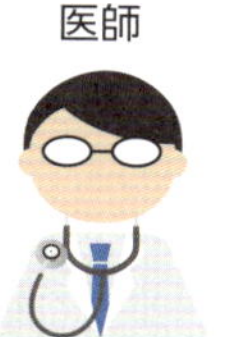

病院に来る必要のある
患者に迅速な対応が可能

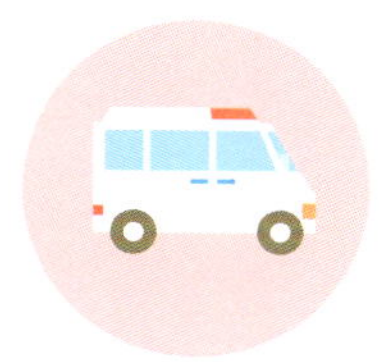

異常があった場合は
すぐに対応できる

▲データベースに集められた情報を医療関係者がチェックし、患者にアドバイスをする。

Column

日本医師会が重視する、AIの「ホワイトボックス」化

ここまでは主に“医療を受ける側”の観点からAI医療の可能性を見てきました。それでは、肝心の医師たちは、AIに対してどのような見解を持っているのでしょうか。

2018年に日本医師会から発表された報告書「人工知能（AI）と医療」では、医療分野におけるAIが画像診断を始めとするさまざまな分野で有効である点を述べ、その可能性について肯定的な見解を呈しています。そのうえで、日本医師会が重視するのは、「ホワイトボックス」という考え方です。

ホワイトボックスとは、結論に至った根拠が不明である「ブラックボックス」の対義語です。つまり、ただ単に正確な未来予測や処方の提示がなされるだけでは不十分であるという考え方です。事実、AIを支えるディープラーニングは、開発者ですら「なぜそうなったのかわからないけれど、結果的に正しい」とされるケースが多く、一部からは“黒魔術”とも揶揄されてきました。

そのため、必ずしもディープラーニングに頼らない機械学習を用いる医療分野もあります。たとえば介護医療分野です。患者側の状況だけでなく、ケアマネジャーの知見や思考プロセスなどもインプットしたAIを用いることで、インプットデータとアウトプットデータの関係性を明らかにできる「ホワイトボックス型AI」を推し進めています。このAIにおいては、どんなサービス内容が自立支援に効果的かが具体的に明らかになります。そのため、患者とケアマネジャー双方が納得したうえで、効率的な自立支援が可能になるのです。加えて、患者の心理的回復力や幸福感の観点からも、こういった根拠の明示は不可欠といえるでしょう。

Chapter 4

最新メカニクスとの融合
AI×手術の最前線

028

AIで医師の技術・地域格差はなくなる!

オンライン診療とAIの連携による格差解消

医師の絶対数が少ない地方都市では専門医が不足しており、1人の医師がさまざまな領域の診察を行わざるを得ないケースが多々あります。その影響は深刻で、内閣府が2018年に発表した「戦略的イノベーション創造プログラム（SIP）」によると、**がんの死亡率の地域間格差は最大2.3倍**に及んでいます。専門医の知見や技術を全国にいきわたらせることは､いまや喫緊の課題なのです。そんな中、AIを用いることで**経験の浅い医師でも精度の高い診断が可能になる**ことは、すでに確認してきました。

加えて**遠隔診療**も実用段階が近づいており、2019年には、福岡-東京間でケーブルテレビを利用した**オンライン診療**の実証実験が行われています。これは株式会社ジュピターテレコムが開発した遠隔医療システムで、国内初の事例となりました。その内容はまず、J:COMが開発するオンライン診療アプリと、国内主要オンライン診療サービスをシステム連携させます。次に、実験対象である60歳以上の患者宅のテレビ画面上でビデオ通話し、診察や服薬指導、医療機関の予約や問診などを行うというものです。

こういった技術に加え、AIによるサポートで医師ごとの診断能力の差を埋めていけば、ますます**通院の負担は減り**ます。これはすなわち病院の集約化の必要性が薄まるということでもあり、従来から中小規模の病院を多く抱える日本にとって追い風が吹くということでもあります。ゆくゆくは国境すら超え、**世界規模で地域間格差を解消していく**ことも夢ではありません。

深刻な地域格差を解決するために

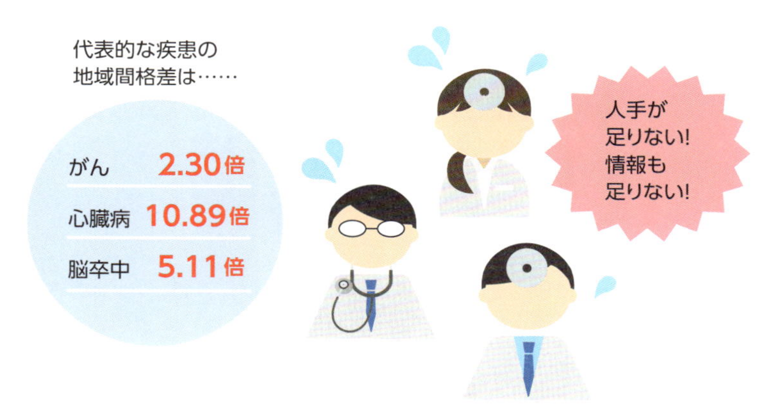

▲人材が豊富で専門性の高い人材を集めやすい都会に対し、多くの患者を一人で診なければならない地方の医師は専門性の高い技術を習得するのが難しい。

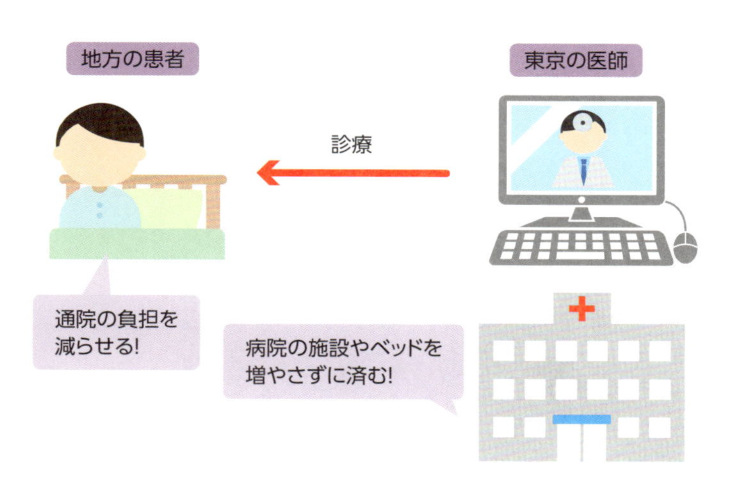

▲オンライン診療などの技術により、医療の地域格差は是正されうる。すでにエストニアなどでは、一部効率化を実現している。

029

より正確な動作が可能に手術用ロボットの導入

高度な手術を行い手術のデータを集める

手術ロボットとは、手術に必要な器具を持った複数のアームを扱う機械のことです。工場のロボットを人間用に小さくしたようなものをイメージするとよいでしょう。

ロボットは複数本のアームを扱えるうえに動きが正確で、関節の動きの自由度が高く、カメラによって肉眼では見にくい狭くて深い場所もはっきりと視認することができます。このロボットを巧みに操ることで、手ぶれを伝えず、手術器具が届きにくい位置にアームを潜らせることができ、加えて3次元映像でさまざまな角度から患部を確認したうえで正確な手術を行えます。これは、**今までにない手術が行える**可能性を示唆しています。

ただし、人間の手と全く違うアームを使って手術を行うため、医師は通常の手術とは異なった専用の操作を要求されます。人間の手では不可能な手術が可能になるとしても、それを使いこなせる医師が限られては手術用ロボットの普及にも限界があるでしょう。

しかし、ロボットの映像や動きをそのまま「手術データ」として記録することができる点は大きな強みです。難しい操作であっても、その操作記録が詳細に記録されていれば、それをAIに教え込むことが可能になります。そのAIに手術をサポートさせれば、**経験の浅い医師でも熟練医師のような手術が可能**になるのです。

実際、手術ロボット市場を席巻している「**da Vinci**」は膨大な手術データを集めるプラットフォームとなっており、ここで集められた手術データが将来の手術支援AIの開発に役立てられています。

すでに実用化されている手術用ロボット

手術用ロボット「da Vinci」

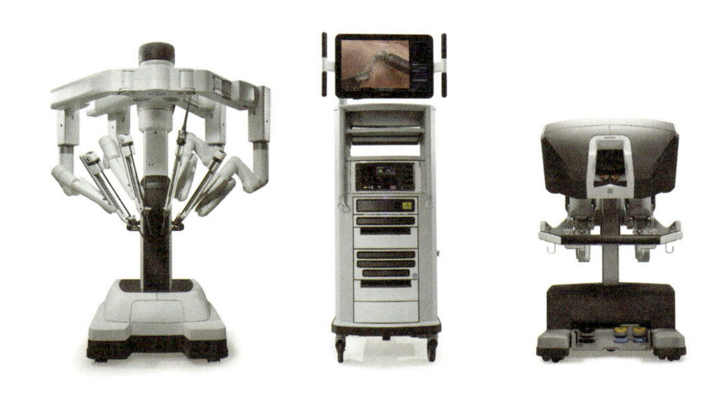

▲左が手術用ロボットの「da Vinci」で、右が医師が操作するための装置。中央は情報処理のための端末となっている。

精密な作業を行える手術用ロボット

da Vinciに携わる医療従事者向けのトレーニングは、開発元であるIntuitive Surgical社のサービスの1つとして、複数の研修センターで提供されている。
医師はモニターを見ながら作業する

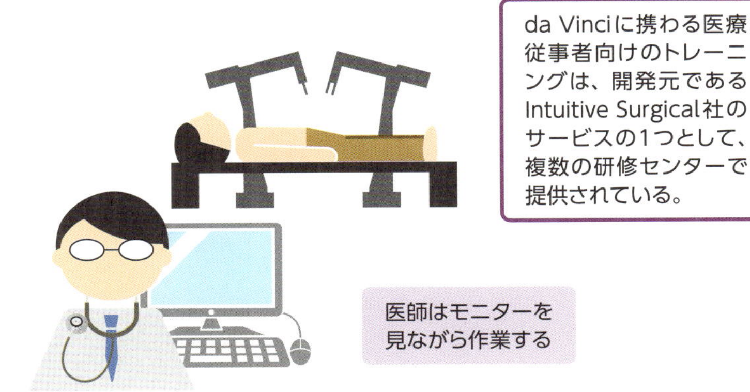

▲手術用ロボットから見える映像は大きくて鮮明なため、細かな作業も正確に行える。

030
傷はたったの数センチ 驚異の低侵襲手術

内視鏡やカテーテルで、大きな傷は過去のものに

手術用ロボットを導入するメリットの1つは傷口が小さくなることです。このような身体への負担の軽い手術を「**低侵襲手術**」といいます。低侵襲手術は手術用ロボットを使った手術だけではなく、内視鏡や血管に入れる細いカテーテルを使った手術も含まれます。従来の手術につきものだった体表への大きな切り口が不要で、数ミリから数センチ程度の隙間を作るだけで手術が可能になるのです。

内視鏡手術では、技術と経験さえあればロボットアームの代わりに細長い専用の手術器具を使って手術用ロボットと同じように施術できます。傷口も数センチなので**跡もほとんど目立ちません**。また、傷口が炎症を起こして意図せず臓器とくっついてしまう癒着も起こりにくく、**出血が少なく、術後の痛みが少ない**のがメリットです。

より負担をかけずに済む手術もあります。血管の異常を治療する際に行われる**カテーテル手術**です。この手術では、普通より少し太い注射針を患部の近くに刺し、そこから細いワイヤーのようなカテーテルを血管に沿って通し、先端の器具で患部を治療します。すでに心疾患などに用いられ、適応範囲も広がっています。従来の、大きく胸を開けるような外科手術は少なくなっていくでしょう。

こうした低侵襲手術では、小さな器具の位置や状態を把握するための撮影機器が用いられます。カメラや放射線機器によって撮影された映像を保存すれば、それはそのまま手術の記録となります。さらに、ロボットによる手術であればより詳細な記録が残るため、こうした手術データをAIの学習に用いることも可能です。

低侵襲手術とは

内視鏡手術による低侵襲手術

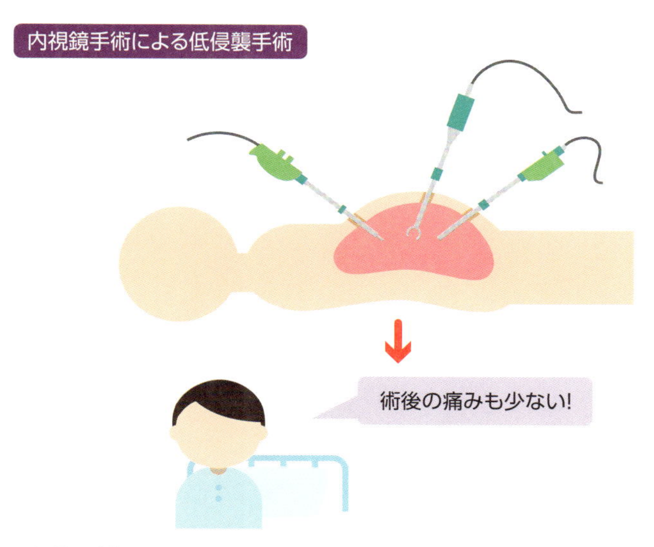

▲細長い手術用器具を小さな切開部から挿入し、体内で手術を行う。

血管に細いワイヤを通すカテーテル

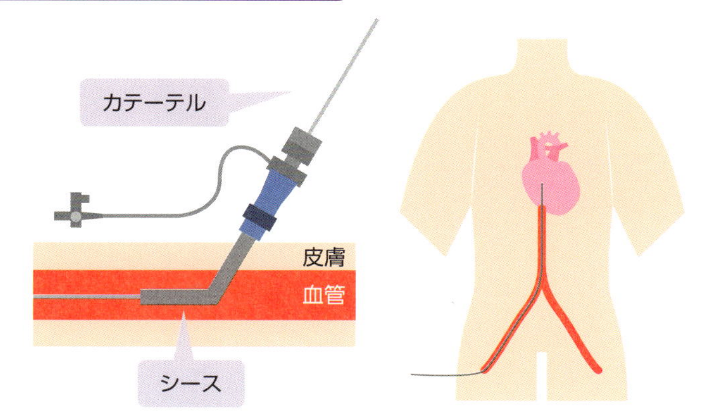

▲注射とほとんど変わらない小さな穴で済む。血管の中にカテーテルを通し、身体の奥深くの治療を行う。

031

ロボットの遠隔操作で名医の手術が身近に

5GやVRで変わる遠隔医療

5Gとは、現在各国で開発が進んでいる第5世代移動通信のことです。従来の通信システムに比べはるかに遅延が少なく、かつ多数の端末に接続できる点がメリットです。**VR**とはVirtual Realityの略語で、人間の視覚などを機械的操作によって刺激し、現実には存在しない事物を存在するかのように知覚させる技術を意味します。

こうした技術を組み合わせることで、手術ロボットに新たな可能性が生まれます。たとえば、医師が病院に居ながら、**遠く離れた地域の患者の手術を行える**のです。5Gの通信環境であればタイムラグなしでロボットを動かせるうえに、手術中の感覚はVRで仮想的に作り出せるため、医師の側も「いつもの感覚」で手術を進めることができます。つまり、手術ロボットとそれを補助する医療者さえ患者のそばに配備されていれば、**物理的な距離に関係なく名医の手術を受けられるようになる**ということです。

現在、代表的な手術用ロボットであるda Vinciは、もともと戦場の兵士を母国の医師が治療するために開発が始まり、艦船に設置された事例もあります。そのため、上記のさらなる応用として、船や車に手術用の設備を積載して**移動式のロボット手術施設**を作ることもできるでしょう。そうなれば、事故や災害時に**医師のいない現場で応急手術を受けられる**ようになり、患者の生存率は高まります。さらに、現在宇宙ステーションでda Vinciを動作させる実験も行われており、ゆくゆくは地球外でのロボット手術も実現するでしょう。

距離の壁を超える手術ロボット

タイムラグの無い5Gによって実現する遠隔手術

VR

・仮想的に施術中の視界や手元の感覚を再現する

→その場にいなくとも従来と同じ感覚で手術ができる

5G

・10Gbpsを超えるような超高速通信（従来の4Gは50Mbps～1Gbps程度）

→遅延がないため、遠く離れた患者であっても即時高レベルの施術が可能

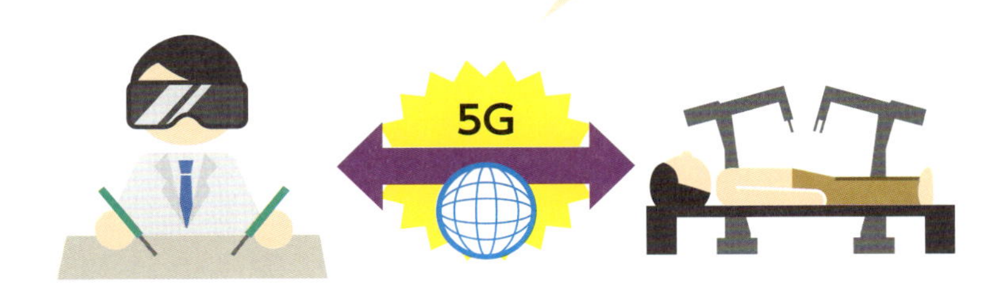

▲距離に関係なく、タイムラグなしの遠隔手術が可能になるかもしれない。

移動式ロボット手術施設

・手術ロボットを積載した車両などが開発されれば、救急を要する患者の生存率はさらに高まっていく

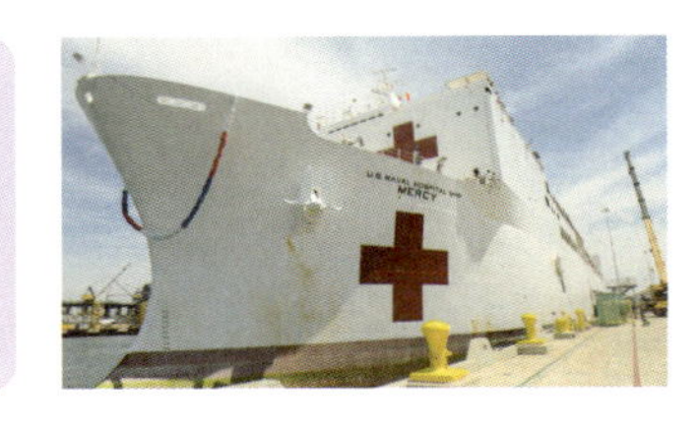

▲右側の写真が米海軍の病院船「マーシー」で、こちらはすでに手術用ロボットが導入されている。
出典：https://www.cpf.navy.mil/news.aspx/130299

032

AIとロボットによる「完全自動手術」実現のために

縫合の自動化がその第一歩

現状の手術用ロボットは、完全な自動のものではありません。あくまで人間がロボットアームを操作して手術している、という段階に留まっています。しかしここ数年で、優れたAIにロボットアームを操作させ、**手術を自動化する**試みが始まっています。2016年にはGoogleを擁するAlphabet社により、豚の腸を自動で縫合するロボット「**STAR**」が発表されました。

縫合とは針と糸で組織を縫い合わせる作業で、あらゆる手術で基本となる技術です。基本とはいえ、縫合に不備があると手術後の合併症も起こりやすくなるため、決して軽視はできません。しかし、組織は布と違って柔軟でもろく、医師であってもその出来には差が生じていたのです。

STARの縫合は、3Dカメラと赤外蛍光画像システムによる画像認識に、自動縫合アルゴリズムを組み合わせることで行われています。人間の医師に比べ時間はかかったものの、**精度はすでに人間を超えていました**。実用化にはまだしばらくかかると見られていますが、近い将来、一般的な技術とみなされるでしょう。医師がロボット手術を行いながらAIに「そこの縫合は任せた」と命じれば、AIが自動で縫合してくれるという流れです。さらに発展すれば、手術用ロボットのアームの一部を医師が操作し、一部をAIが操作する形での共同作業が実現するかもしれません。

STARを第一歩として、将来的に**手術の完全自動化**も視野に入れた取り組みが始まろうとしているのです。

「STAR」に搭載されている技術

AIによる自動縫合を実現した「STAR」

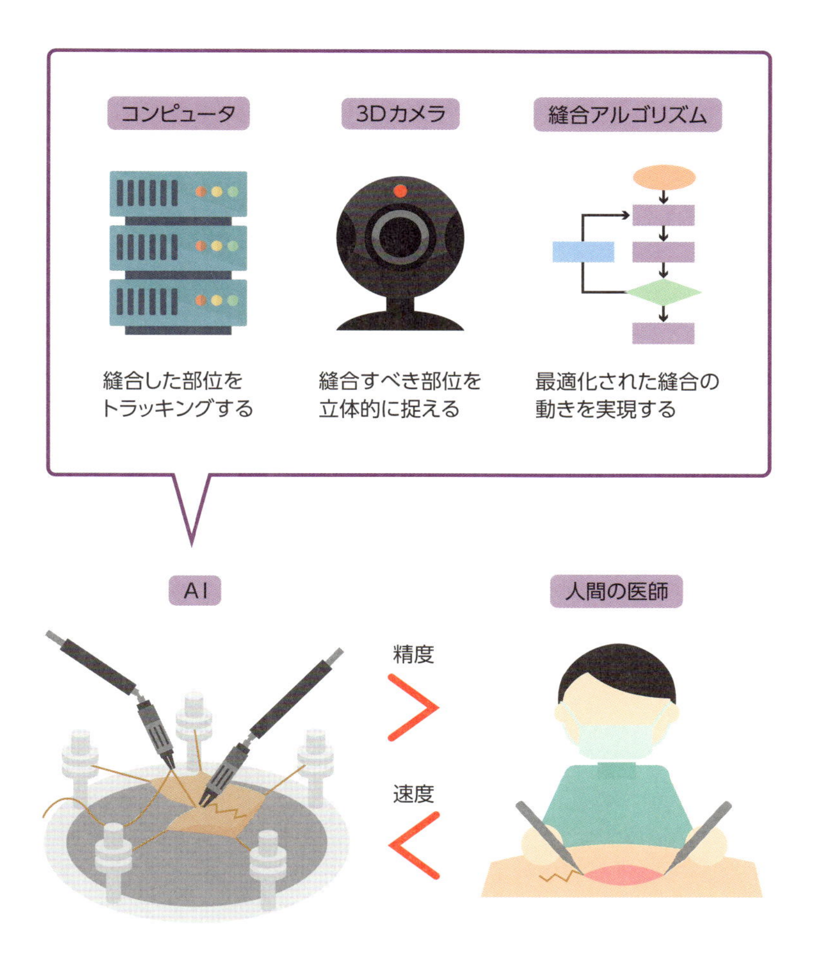

▲「STAR」は豚の腸を人間より正確に縫合した。ただし、現状で実用的な速度にするには伸びた糸を押さえるなどの人間の補助が必要。

033

AIを活用したロボット手術でなければできないことは?

人の手の届かない患部の処置も可能

多重の関節をいくつも有するロボットは、**角度による制限が人間の手に比べて大幅に緩和**されます。現在、すでに前立腺がんの手術では、ロボット手術の方が神経をたくさん切除せずに済むため、性機能の減退なども抑制できることが知られています。保険制度の面でも追い風が吹いており、前立腺がんに対するロボット手術は2012年4月から、腎がんに対する腎部分切除は2016年４月から、それぞれ保険適用となっています。そのほか、通常であれば非常に困難である臓器の裏側にある血管の縫合なども**ロボット手術であれば比較的かんたんに行える**ため、今後さらなる応用が期待されています。

加えて、AIによる高度な情報把握も実装されれば、よりロボット手術の可能性は広がります。従来、手術中の医師が患者に関するさまざまな情報を把握する際は、複数の技師や看護師の報告を受ける形で間接的にチェックするしかありませんでした。しかし、AIの場合はそれを自ら総合的にチェックするだけではなく、MRI・CT・X線検査・超音波など、**あらゆる情報機器からの情報をリアルタイムで把握**できます。そのため、器具の正確な位置把握が欠かせない低侵襲手術においては非常に有用です。

現在のロボット手術は、一部の分野において「人間の手術よりもリスクを低減できる可能性がある」といった段階ですが、今後は上記のような利点を生かして、「ロボット手術でなければできない」分野や新たな手術の手法も現れることでしょう。

ロボット手術の真価

人間の手を超えたロボットアーム

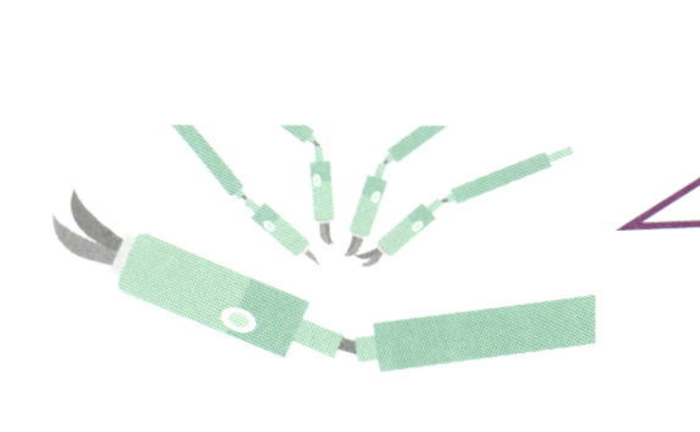

- 人間の手と同等以上の動きができ、しかも複数を同時に動かすことができる
- 開発が進み、アーム同士の干渉も少なくなったため、さらに安全性が向上した
- 人間の手と違い完全に静止することもできるので、患部の知覚や運動の神経に誤って触れてしまう危険性も少ない

▲より複雑で精密な動作が可能になれば、将来的にはロボットしかできない手術が誕生するかもしれない。

手術中にリアルタイムで患者の状態を検査して情報提供を行う

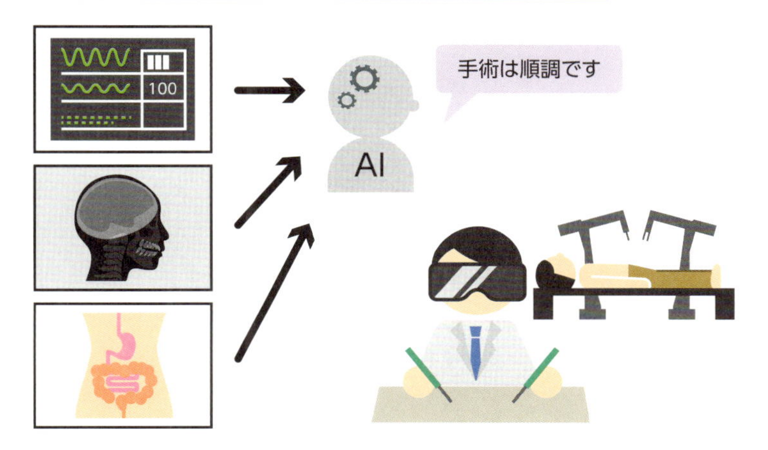

▲複数の医療スタッフがそれぞれの専門分野で患者の容態を確認しているものの、医師を含めて全ての情報を把握できている人間はいない。AIであれば全ての情報を総合して状況を判断できる。

034

AIの高精度な予測で手術後も安心

術後感染症の予測だけでなく因子も特定

手術といえば忘れてはならないのが、**術後感染症**のリスクです。術後感染症とはその名の通り、手術した部位の感染症のことで、発熱や痛みのほか、最悪の場合は死に至るケースもあります。従来は抗菌薬を投与することで予防していましたが、ひとたび感染が起きると入院が長期化して薬剤費と医療費が膨れ上がってしまうほか、**耐性菌**（抗菌薬に耐性を持つ菌）が発生してしまう恐れもありました。事実、耐性菌による死亡者数は世界中で年間70万人（英国政府系機関2016年試算）と大きな課題になっています。

そんな中、新潟大学とNECソリューションイノベータは、AIを活用することで消化器外科手術患者の**術後感染を予測する**モデルの検証を行いました。検証では、NECのAI技術である「NEC the WISE」の1つ「異種混合学習技術」が活用されました。これは、さまざまなデータの中から**精度の高い規則性を自動で発見**する解析技術で、人間では難しいような複雑な予測も可能であるため、他分野での応用も期待されている技術です。検証では、新潟大学医歯学総合病院の消化器外科手術で入退院した約2,000人の患者の電子カルテデータを匿名化したうえで使用しました。結果、85%という高い精度で術後感染症を予測するモデルを構築し、術後の感染に関係すると思われる年齢やBMIといった因子も可視化できました。

今後、さらに多くのデータをAIが学習していけば、この精度はさらに高くなり、やがて**術後感染症を克服できる時代が来る**かもしれません。

術後感染症予測のプロセス

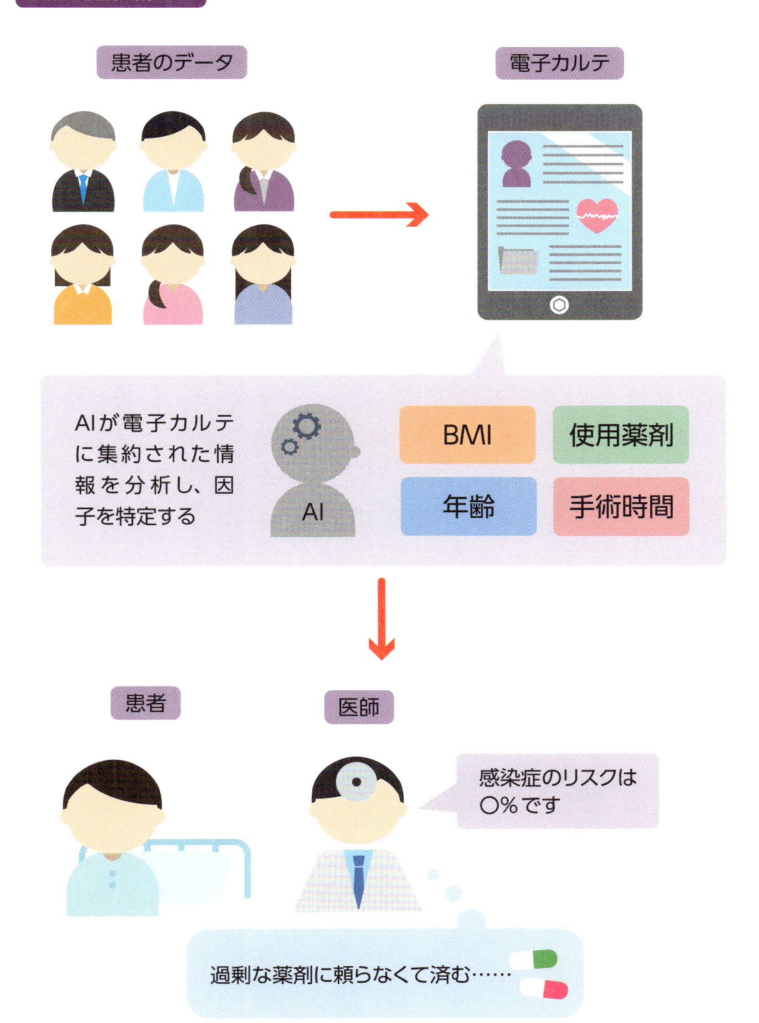

▲まだ試験段階ではあるが、一連の試みは成功といってよく、早期の実用化が待たれるところだ。

035

急患の搬送から手術までのプロセスが変わる!

小型の医療機器とAIが情報を最適化する

医療機器の小型化やロボット手術の進歩によって大きな恩恵を受けるのが、**救急医療**です。現行の制度上、救急隊員は医者ではないため医療行為に制限があり、救急車に積める医療機器にも限りがあります。しかし、医療機器が小型化し、ネットワークにつながった高度な医療機器が救急車に積めるようになると状況が変わります。

たとえば、救急車が現場に着いたらまず患者の状態に応じてモバイル型の医療機器で状態を観察し、次に搬送作業を行いつつAIが搬送先を選定し、患者の情報を送ると共に搬送先の病院の医師に指示を仰ぐ、といった**迅速な行動が可能になる**のです。

患者が病院に着けば機械化されたストレッチャーが患者をスマート治療室に運び、治療室では患者の容態に応じて必要な検査をしつつ、医師が患者を直接目にする頃にはAIが適切な診断と治療法の提案を行い、場合によっては手術に必要な支援要員を招集しているかもしれません。医師はAIによって提供された情報を吟味し手術を決断しますが、AIによる提案が適切なものであれば、治療室に着いた時点で最適な治療に必要な全ての用意ができており、**すぐに治療が始められる**ことでしょう。

現在の救急医療でも、ほとんどが人力であること以外はやるべきことはそれほど変わりません。しかし、技術の進歩により医療機器の活用範囲は広がっており、それぞれの現場で扱う情報はネットワークを通して一つに統合され、AIにより分析され、医療従事者は必要な情報を必要な時に得られるようになります。

従来の救急医療と未来の救急医療

患者の救護、搬送、検査、手術までAIが情報を取りまとめる

従来は……

医療行為にさまざまな制限があり、搬送から治療までのタイムラグにリスクがあった

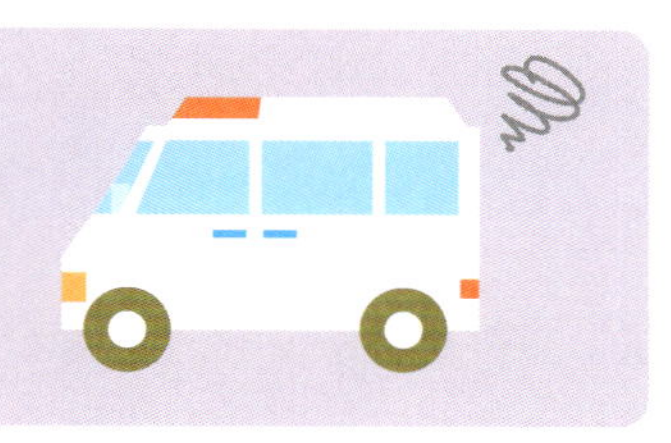

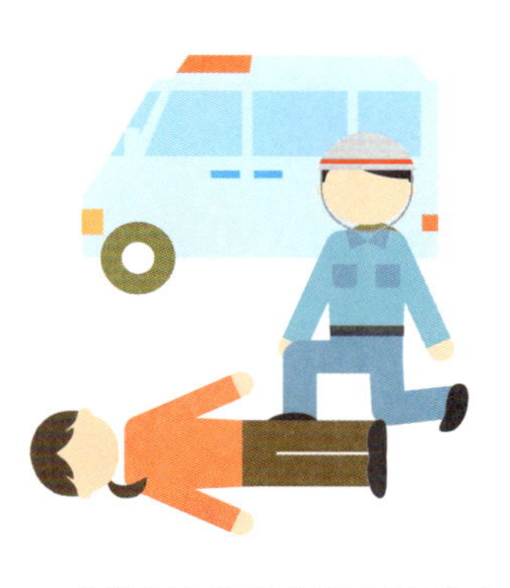

▲救護現場では携帯型の医療機器を使って、患者の情報を集める。

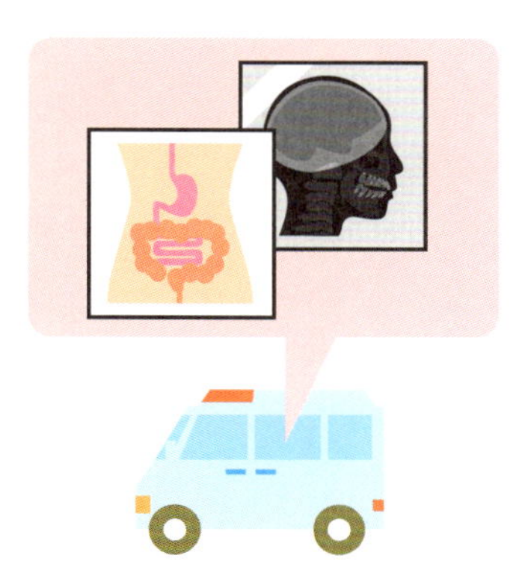

▲救急車内の医療機器を遠隔地にいる医師が活用する形で患者を診察する。

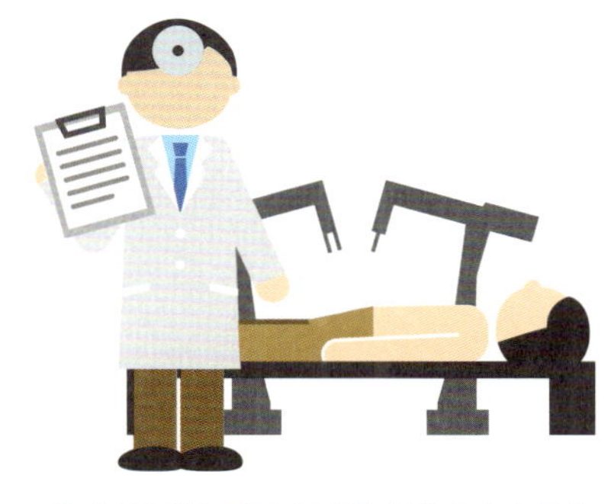

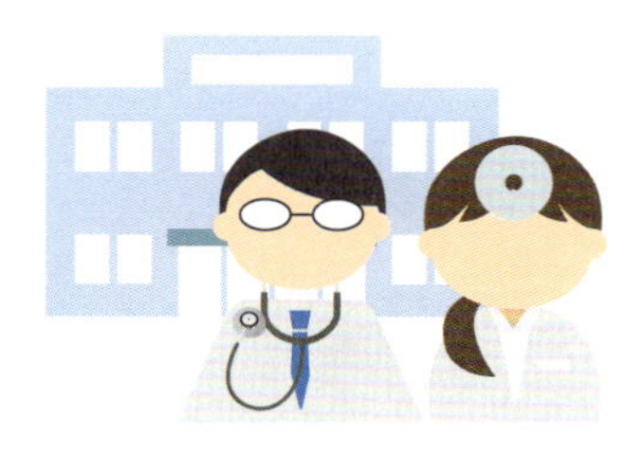

▲患者が病院に到着する頃には治療の方針やスタッフの態勢は整っており、病院内のスマート治療室では手術中にも情報を収集・分析し、医師のサポートを行う。

Column

日本の切り札になるか、世界屈指の内視鏡技術

日本の医療AI開発は米中に比べて遅れていますが、その要因の1つが学習データです。優れたAIの開発には質の高い医療データが大量に必要となります。日本は、この医療データ自体は優れたものがありますが、データを扱うインフラ構築や人材の確保に手間取り、多くの分野で各国に先んじられてしまいました。

それでは、日本における「優れたデータ」とは何でしょう。それは内視鏡治療に関する画像データです。

光学機器である内視鏡は世界シェアの9割が「オリンパス」「富士フイルム」「HOYA」といった日本企業で占められており、その多くが日本の病院で使われています。さらに、日本の内視鏡医は世界トップレベルの技術を持っています。そのため、日本には優れた機材と医師による内視鏡治療データが大量に存在する状態で、こうしたデータは米中を大きくリードします。すでに「オリンパス」や「AIメディカルサービス」が実用レベルの内視鏡AIを開発しており、販売も始まっています。このような内視鏡画像を処理するAIは米中に先行しており、日本の医療AIの切り札になるかもしれません。

データを生かす
しくみが欲しい……
豊富なデータ
高い世界シェア
医師の技術

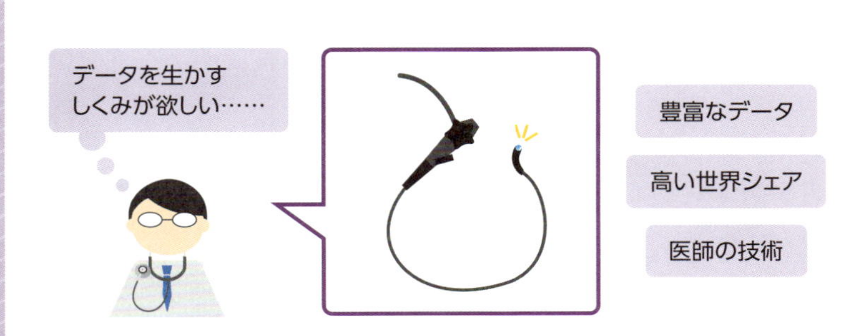

Chapter 5

こんなところでもAIが活躍　AI×薬の最前線

036

AIの活用で新薬開発のコストが下がる!

薬になり得る化合物を絞り込む

医薬品の価格は年々高騰しており、中には数千万円に及ぶ高価なものもあります。最大の要因はその**開発コスト**です。そもそも新薬を開発するためには「病気の原因に効く化合物」を見つける必要があります。しかし、化合物と病気の組み合わせは無数に存在するうえ、効果がありそうな組み合わせを見つけられたとしても、実験してみると思うような結果が出ないことも多々あります。事実、**化合物医薬品開発の成功率はおよそ3万分の1**ともいわれており、無数の失敗作が生まれる過程で**開発コストがどんどん上昇**してしまうのです。そのような状況を改善すべく、ここでもAIが用いられ始めています。

AIによる新薬開発ではまず、体内に存在する無数のタンパク質を検証し、病気の原因物質を高速で特定します。次に、原因物質に結合する可能性のある化合物を絞り込み、そうでない化合物を早期に除外してくれるのです。加えて、その後の試験プロセスも自動で行ってくれるため、大幅な効率化が可能になりました。さらに、臨床試験をクリアした新薬が国に承認されるための膨大な資料作成支援においてもAIは活躍します。したがって、国や機関によって承認プロセスが違ったとしても、スムーズな承認が可能になるのです。

現在、実際の研究開発にも応用が進んでおり、実際に**3割以上のコスト軽減**が確認されているほか、製薬会社のアステラスは、AIを用いることで**一部の工程をほぼ半分に短縮**したと発表しています。

AIによる新薬開発のプロセス

AIが薬になり得る化合物について学習する

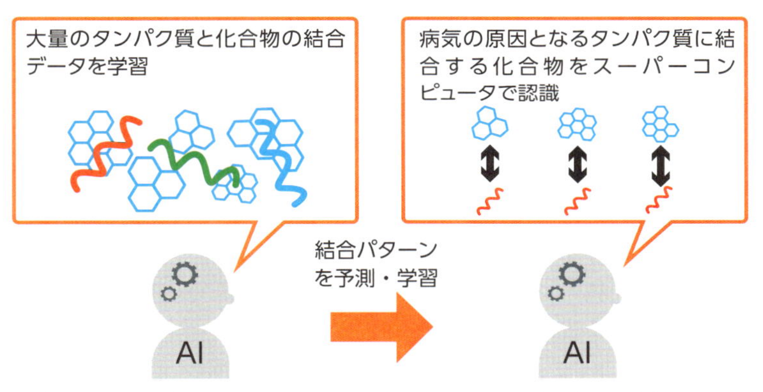

▲どんな化合物がどんなタンパク質に結合して効果があったかを学習し、まだ発見されていない病気の原因となるタンパク質に結合する化合物をAIが見つけ出す。

大幅に削減される新薬一品目あたりの開発コスト

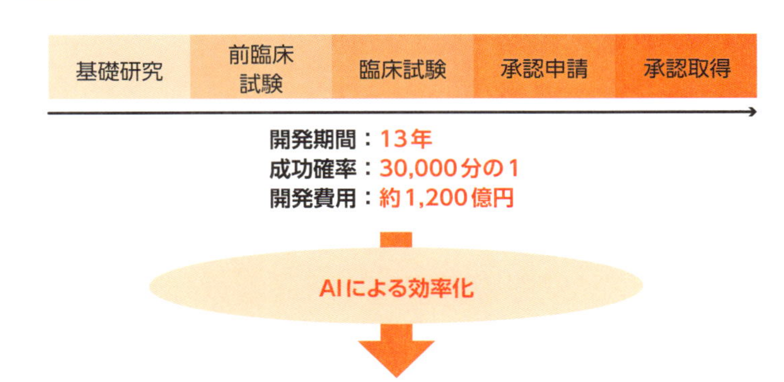

▲基礎研究から販売承認を受けるまで十数年かかっていた開発期間が十年未満になり、コストは半分以下になる。

037

Amazonが薬品販売事業に進出

流通とビッグデータによる新たなビジネスモデル

アメリカではすでにインターネット経由で医薬品を購入することが一般的となっています。そんな中Amazonはオンライン薬局独自のノウハウに注目し、2018年、処方薬のインターネット販売会社PillPackを約10億ドルで買収しました。PillPackとは、複数の処方薬を服用している顧客向けに、**毎回飲むぶんの薬を小分けに包装して宅配**してくれるサービスを売りにしていた企業です。ここにAmazonの広大な配達可能エリアが加われば、上記の宅配サービスを全米規模で実現するかもしれません。また、膨大な購買データを有するAmazonが医薬品データをAIで分析するようになれば、併用できない医薬品を避けて**副作用の少ない医薬品を提案**したり、購入者の住所と医薬品の販売傾向の変化から**感染症や花粉症の流行を察知**したりすることも可能になるかもしれないのです。もちろん、PillPackの買収はこういった未来予想だけでなく、その時点での経済的インパクトも大きいものでした。買収後の収益は年間で3億ドル近くに達し、従来から存在する店舗型の薬局は危機感を抱いています。

一方、日本では、2017年4月、薬剤師による確認と情報提供が必要な「第一類医薬品」の販売がオンラインストア上で始まりました。しかし、医師の処方箋が必要な薬はまだ許可されていません。高齢化で処方薬を毎日飲むような高齢者が増える日本こそ、Amazonのようなオンラインショップの参入による利便性の向上とコストの低下は大きなメリットがあるため、制度改革によっては**新たなビジネスモデルも芽生える**かもしれません。

PillPackとAmazonの連携がもたらすもの

両社の強み
PillPackによる
「薬の管理」
PILL
患者それぞれの処方箋にしたがって薬品を取りそろえ、分配包装の機械を通して1日ぶんごとに小分けにしてくれる
Amazonの「流通経路」と
「データベース」
BIG DATA
広大な宅配エリアを持つだけでなく、顧客の購入履歴をはじめとした膨大なデータを所持している

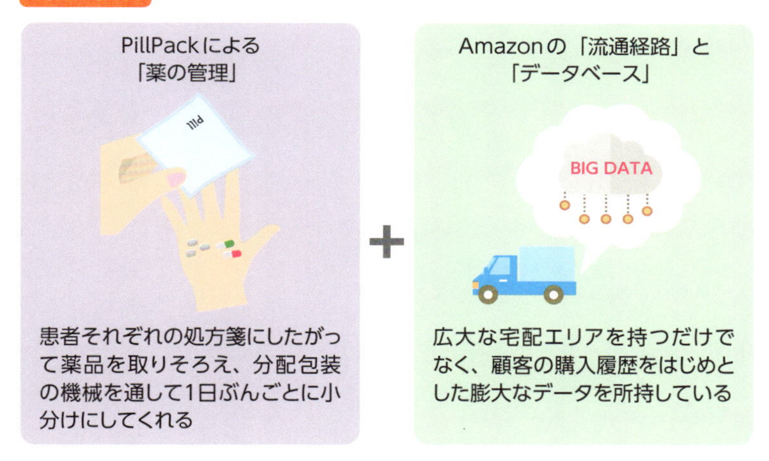

▲薬を1人で適切に管理すること、決まった日時に購入することは、特に高齢者などにとってハードルが高かったが、PillPackの買収はこれらの問題を一挙に解決した。

オンラインで管理が楽になる
副作用の少ない最適な薬の組み合わせを提案し、一包ごとにお送りします。あなたはただ、それを飲むだけでOKです!
店舗型の薬局は
苦境に?

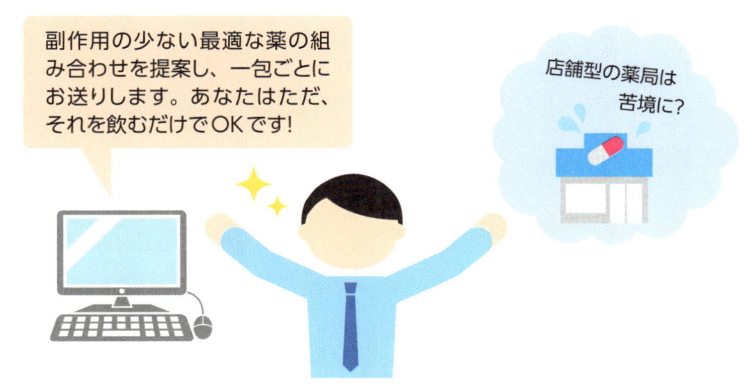

▲WHOの調査によると、米国における慢性疾患に悩む患者の約50%が処方を正確には守っていないという。両社の取り組みによって、そのような患者の数は今後、減少していくかもしれない。

038

錠剤にチップが埋め込まれた「デジタル薬」とは

センサーによって飲み忘れを防止

2017年、大塚製薬は、デジタル薬「エビリファイ マイサイト」を世界で初めて実用化しました。これは抗精神薬「エビリファイ」の**錠剤の中に極小のセンサーが埋め込まれた**ものです。患者が服用すると、錠剤が胃で溶けることでセンサーから電気信号が発信されます。すると、患者の腹部に貼り付けた受信用の検出器がその信号をとらえます。信号をとらえた検出器は患者のスマートフォンに信号を送り、専用アプリ「マイサイト アプリ」を通して**その情報を確認できる**というしくみです。なお、センサーは体内で消化・吸収されることなく、体外に排出されます。

このしくみによって医師や家族が**服薬の状況を把握**できるため、患者はより早期の回復に向けて歩むことができます。エビリファイは統合失調症などを緩和する薬ですが、患者の4割程度が服用開始から半年ほどできちんと薬を飲まなくなってしまうという報告もあり、大きな課題となっていました。それだけにこの「デジタル薬」の実用化は内服行動がうまく守れない患者とその主治医にとって大きな一歩といえるでしょう。

また、「マイサイト アプリ」内では、服薬以外に**その日の気分や睡眠といった活動状況**も入力でき、患者の同意があれば医療従事者や介護者が情報共有できます。そのため、コミュニケーションの円滑化にも大きく寄与するとみられています。「エビリファイ マイサイト」は現在、まずアメリカで一部の民間保険がカバーするようになり、使用例を増やし効果を検証する段階に入っています。

デジタル薬とは

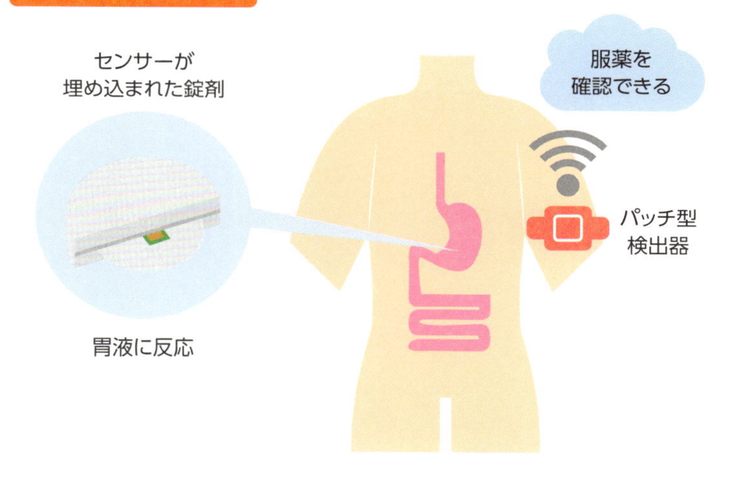

▲センサーから発信される電波は微弱なので、患者の人体に悪影響は及ぼさない。

情報共有もスムーズに
・睡眠時間
・その日の気分
・服薬状況
患者の状態を
把握！

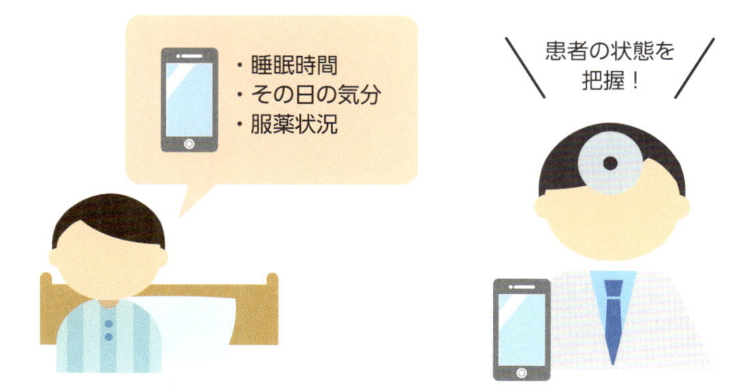

▲従来の精神疾患治療においては、服薬についての情報をきちんと記録できる有効なアプローチが存在しなかった。それだけに、デジタル薬の果たす役割が非常に期待されている。

039

AIが調合する「あなた専用サプリメント」で健康に

体調に合わせて最適な栄養素を調合する

市販のサプリメントといえば、1日分を目安とした栄養素が入っているようなものがあります。しかし、本来であれば不足している栄養素に合わせて摂取するべきで、過剰摂取は好ましくありません。また、ちょっとした生活習慣の違いによっても、必要な栄養素は個人差があります。そのような問題を解決してくれるのが、**オーダーメイドサプリメントサーバー**の「healthServer」です。生体センサーやアプリでユーザーの体調を測定し、その結果をもとに、AIがサーバー内に装填された**栄養素のカートリッジから最適なサプリを調合**してくれます。また、自分の体調の変化や摂取したサプリメントについてはスマホアプリで確認でき、服用によって実際に体調が改善しているのかどうか、いつでも確認することが可能です。

このような「サプリメントの摂取によって体調がどのように変化してきたか」という情報は、ユーザーの同意を前提として、サプリメントの開発・販売のための貴重なデータになります。同製品は、搭載するカートリッジによって栄養素を変えられるため、さまざまなパターンの体調変化を記録でき、健康データを収集するヘルスケアのツールとしても有益です。収集されたデータを用いることで、調合するサプリメントの精度を向上させつつ、食生活上で**より摂取すべき栄養素が何なのか把握**していくことにも役立つでしょう。このように、適切なサプリメントの摂取は**生活習慣の改善**にも役立つのです。

サプリメントを日々オーダーメイドする時代に

画一的な従来型サプリメントの課題

▲サプリメントは誰もが手に入れられる手軽さが魅力だが、それゆえに個別化という観点で課題があった。

オーダーメイドサプリメントサーバー「healthServer」

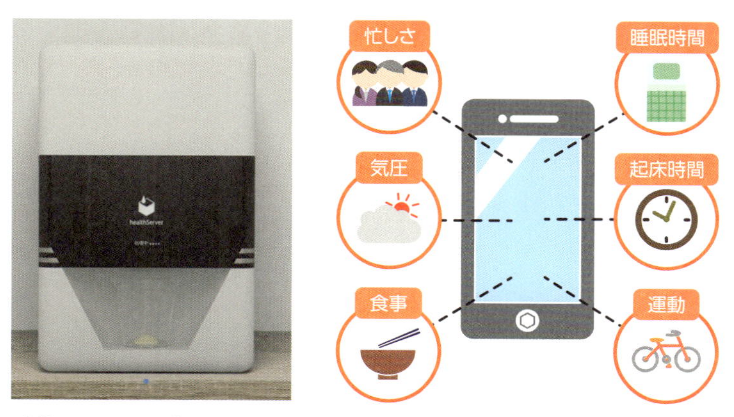

▲生体センサーとアプリで体調を測定し、内部のカートリッジから栄養素を抽出し、その場でサプリメントを調合してくれる。

040

「不治の病」がなくなる? 難病に効く薬をAIで開発する

AIで病気の原因を見つける

遺伝子や神経ネットワークのような巨大な情報の構造のタンパク質に原因がある場合、該当部位を人間がピンポイントで見つけることは非常に困難です。同様に、効果のある薬を開発することは宝くじを当てるようなものでした。実際のところ、現代の医療では、**アルツハイマー病**や**ALS(筋萎縮性側索硬化症)**のような、遺伝子や神経に異常がある疾患の多くで治療法が確立しておらず、いわゆる「不治の病」と考えられています。こうした状況を打破すべく、AIによる創薬は日夜進歩しています。

現在、AIを用いたデータ分析によって、遺伝子や神経ネットワークのような複雑な構造を構成するタンパク質の解析が可能になっており、**難病の原因となっているタンパク質を特定**することが可能になりつつあります。さらに、原因を特定したうえでそのタンパク質に結合する化合物をシミュレートし、**どのような効果が出るのかを予測**することもAIを使うことで可能になります。

また、国立研究開発法人医薬基盤・健康・栄養研究所は、このような創薬について、より踏み込んだ日本独自のアプローチを提案しています。それは、世界に類を見ない正確な難病患者のビッグデータ(100万人ぶん)に着目したうえで、医師の診療記録や、ポータルサイト上の論文など、各臨床情報をすべてAIによって分析し、難病創薬につなげていくというものです。このように、日本独自の良質なデータを最大限に活用していけば、現在の難病を将来的に完治または寛解させることも可能になるかもしれません。

AIによる難病の治療サポート

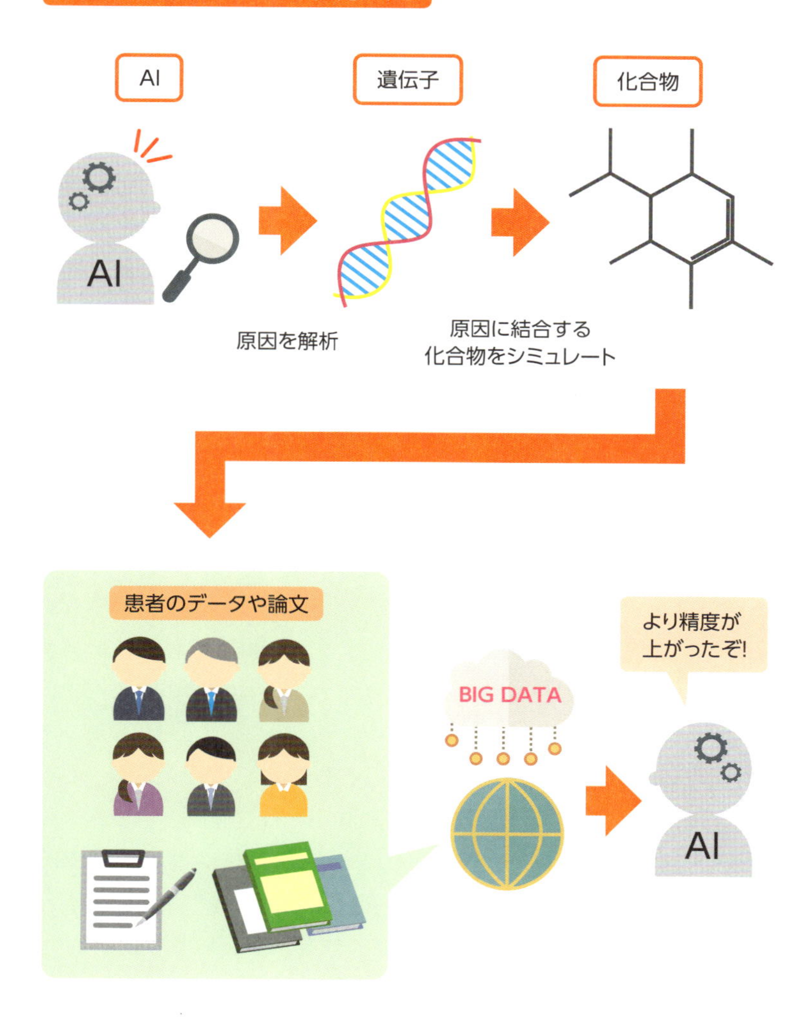

▲このように、難病を特定するタンパク質など、より重大で絶対数が不足しているデータの蓄積も進み始めている。

041

AIによる治験改革、シミュレーションと自動化ですばやく承認!

シミュレーションで危険な薬を除外する

1つの医薬品を開発するにあたって、動物実験には3～5年、治験には3～7年ほどの年月がかかり、その後の承認申請や審査も含めると、**全部で10年を超える**ことも珍しくありません。これらのプロセスを効率化させることは重要な課題となっています。

そのような状況下で現在画策されているのは、投与する化合物が人間の細胞にどのように作用するのか、AIによって**コンピュータ上でシミュレーション**する実験です。これによって、あらかじめ問題のある化合物を除外でき、工程の削減が目指されています。

同様に、**治験**もAIによる効率化が期待される分野ですが、このプロセスは今までほとんどが人力で行われていました。そのため候補者の中から**最適な被験者をAIで絞り込み**、服薬支援システムで薬の**服薬を管理**し、IoT機器やウェアラブル機器で**被験者の体調をリアルタイムでチェック**することができれば、より効率的に治験を進められるでしょう。

アメリカではすでにいくつかのAIスタートアップ企業が、こうした治験プロセスの効率化のためにさまざまなプラットフォームを開発しています。たとえばMendel.ai社などは、がん患者の診療記録を収集し、分析することで治験に最適な患者を抽出する機械学習アルゴリズムを開発しました。このアルゴリズムを利用することで、時間のかかっていた治験と患者のマッチング期間が大きく短縮され、新薬の開発期間が短くなることが期待されています。

長い創薬プロセスの効率化

長く複雑なプロセス

薬の候補となる物質の探索
動物実験など安全性の研究
人を対象とした治験など
厚生労働省によるチェック
発売後の安全性チェック
10年以上かかることもある

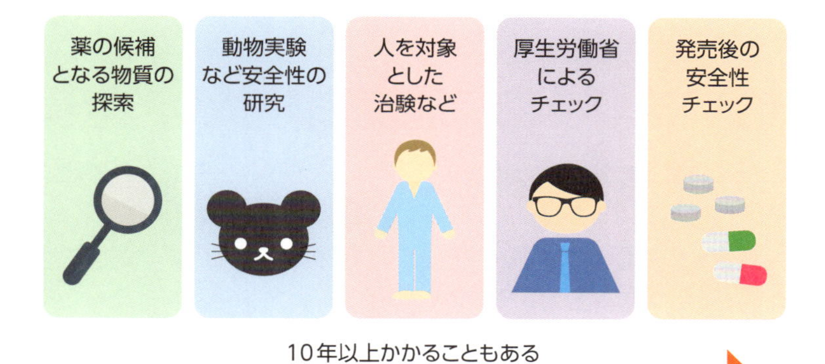

▲このように多くのステップを踏まなければならない創薬プロセスの中で、比較的、リスクなく効率化できる手順として動物実験があった。

シミュレーションによって動物実験を効率化

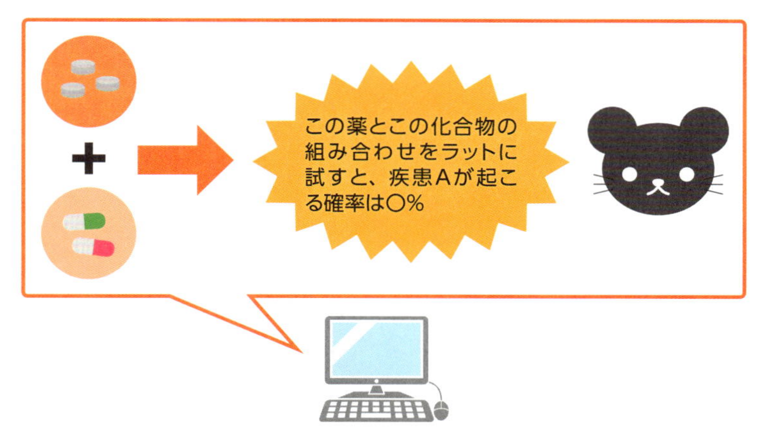

▲コンピュータ上で身体への影響をシミュレートして高確率で強い副作用の出るものを除外したり、出る可能性の高い副作用を予測したりし、試験で重点的に観察することができる。

042

遺伝子データを解析し、疾患に最適な治療薬を見つける

遺伝子レベルの個別化医療

がんの治療に使われる抗がん剤は、国内未承認のものも含めれば優に百種類を超え、研究中のものも含めるとさらに増えます。当然、それぞれの副作用も無視できません。現状として、「このがんにはこれとこれとこれを用いる」というように、効果のありそうなものを複数種類使いながら、効果を確認しつつ治療を進めており、結果的に当人のがんには**効果の乏しい薬が含まれている**ことも少なくないのです。

しかし、がんの遺伝子を調べ、原因を特定し、**遺伝子レベルで効果を発揮する治療薬を選ぶ**ことで、より**効果が高く副作用の少ない治療**を行うことが可能になります。このような遺伝子レベルで疾患の原因を調べ患者に合った治療を提供するアプローチは「**個別化医療**」と呼ばれ、現在世界的に注目されています。

たとえば、患者一人一人の腫瘍のゲノムを特定し、どこに変異があるかを調べます。そのうえで、変異を攻撃してくれるリンパ球などの成分を明らかにし、分離・培養する、といったアプローチが採用され始めているのです。

日本のシスメックス株式会社は、がんの遺伝子情報を分析する「OncoGuide™ NCCオンコパネル システム」を開発しました。これにより、**特定のがんに効果のある治療薬を処方**することが可能になります。いずれも事例数が多いとはまだいえませんが、将来的にはデータをより効果的に生かすべく、AIと併用されていくでしょう。

難病の個別化治療に向けて

個別化治療以前

それぞれの薬に効果のあるものとないものが混在していた
でも飲まないわけにはいかないし…
副作用などのリスク

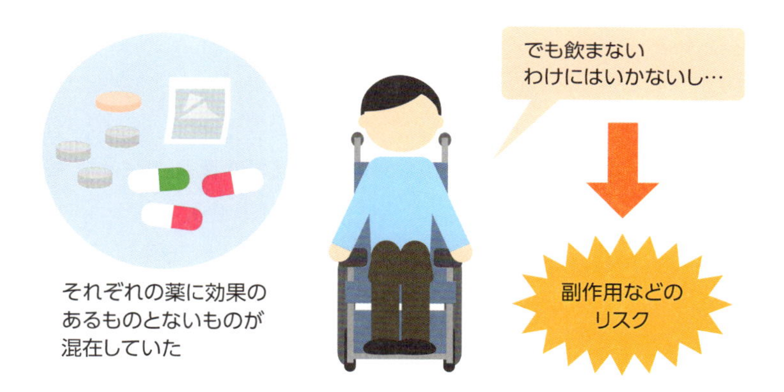

▲服用してみなければどれくらい効くのかわからないため、患者の身体的・心理的負担も大きかった。

個別化医療のメリット

安心!
患者それぞれの主要組織を分析
分析・検討
あなたにぴったりの薬を探します!

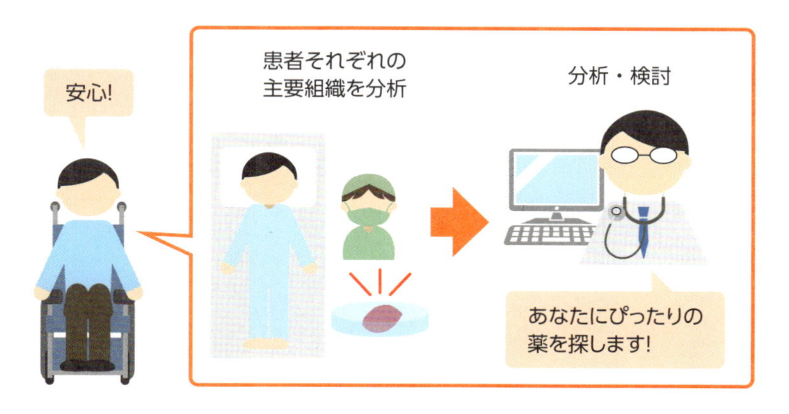

▲担当医による説明と同意取得のもと、解析装置による分析が行われ、その結果を受けてよりその患者に合った治療法を選択できる。

Column

創薬コストの問題は、まだ完全に解決していない

ここまで、創薬におけるAIの活躍によって、従来に比べてコストを大幅に削減できることを確認してきました。とはいえ、課題はまだあります。

その中の1つが、難治疾患に用いられる超高額な薬品の数々です。たとえば、急性リンパ性白血病や悪性リンパ腫の新薬である「キムリア」はスイスのノバルティス社が発売し、2019年3月に日本国内でも製造・販売承認を得ましたが、価格は、アメリカで47.5万ドル（約5,200万円）と、まさに超高額といえます。日本では2019年5月から保険適用となり、その価格は3,349万円と定められました。製造原価の内訳は非公開ですが、開発にかかった多額のコストが上乗せされていることは間違いありません。もっとも、投与は1回だけで済むうえ、上述のように日本では保険適用とされたため、数十万円以下の支払いで済みます。白血病という難病の厳しさを思えば高くはない、という考え方もあるでしょう。

しかし一方で、医療保険制度への影響は無視できません。超高額の薬品はキムリアだけではないからです。網膜疾患の治療薬「スターナ」はアメリカで85万ドル（約9,300万円）、遺伝性疾患の脊髄性筋萎縮症（SMA）の治療薬「ゾルゲンスマ」に至っては212万5,000ドル（約2億3,200万円）です。

超高額の薬について、AIによる効率化がどれほどの役割を果たすことができるかは現状、未知数ですが、避けては通れない問題となるはずです。

Chapter 6

負担軽減もAIにお任せ
AI×介護の最前線

043

周囲の負担も本人の負担もAIで軽減できる!

AIによる見守りや介護プランの作成

介護の負担を軽減するAI技術は大きく分けて「**ロボット連携型**」「**対話・監視型**」「**事務支援型**」の３種類があります。

ロボット連携型は、AIが頭脳となって介護ロボットをコントロールします。ロボットの能力と合わせ、介護業界の人手不足、特に**肉体的負担を大きく改善する**ことが期待されます。

対話・監視型はIoT機器・監視カメラ・スマホなどの機器に画像認識や自然言語処理を行うAIを導入し、介護対象の状態を確認したうえで注意喚起を行い、さらに対話によるメンタルケアなどに用いることができます。このような**AIによる見守り**は、カメラ以外にも介護ベッドのIoT化や電灯へのセンサー設置など応用範囲が広いのが特徴です。

事務支援型は介護プランの作成などの事務作業をAIに代替させます。人力では手間のかかる計画書の作成時間が大幅に短縮され、介護福祉士が**介護に関する実務に集中できる**ようになると期待されています。

すでにこうしたAIの開発にNTTやパナソニック、三菱電機などが参画し、金沢工大や北海道大学などの大学と連携して開発を始めています。そのほか、株式会社シーディーアイの「CDI Platform MAIA」などはすでにサービスの提供が始まっており、従来の形式的な介護プランだけではなく、自立支援を目指した新しい介護プランを提案してくれるようになっています。

介護負担を軽減する3つのAI技術

ロボット連携型
AI
ロボットの
動きを制御
力仕事を
代替します

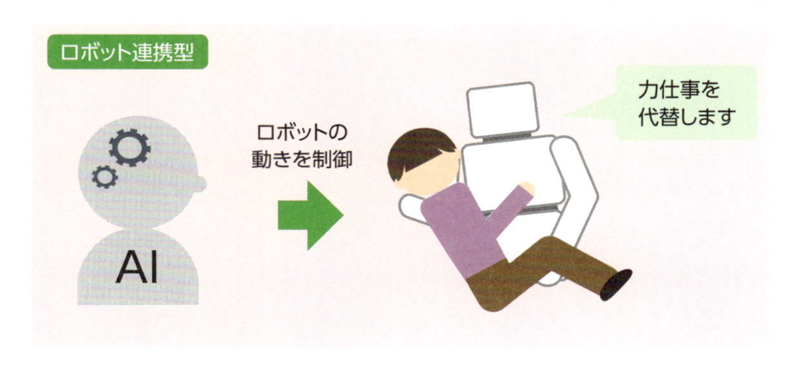

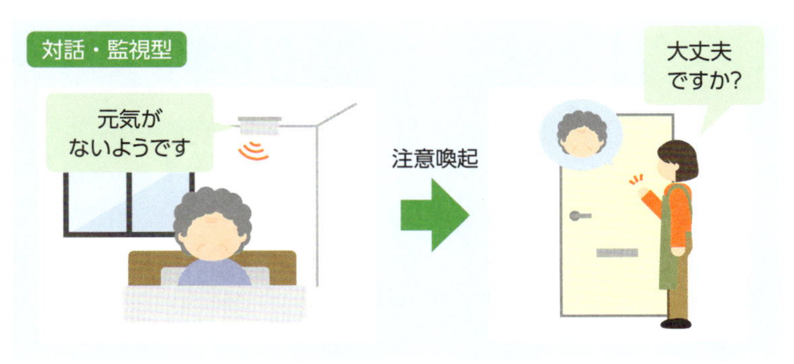

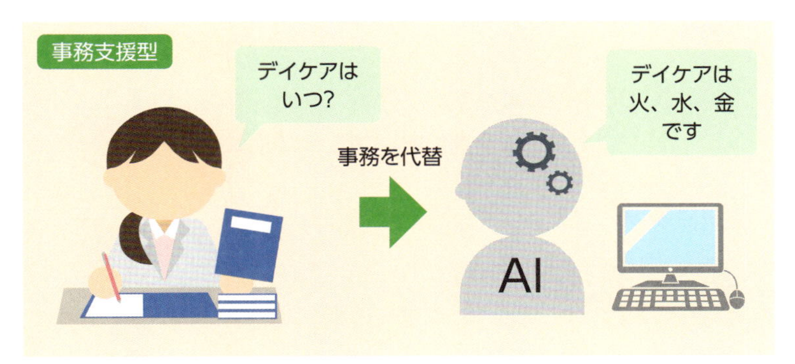

▲世界的に例を見ない超高齢社会を迎えようとしている日本では、官民が連携して介護を支えるAI技術を速やかに開発する必要がある。

044

介護の現場で進むロボティクス支援

移乗・排泄・入浴を助ける介護ロボット

介護には力仕事が付き物です。とりわけ、被介護者の入浴・排泄介助の際に身体を持ち上げる作業などは日常的な業務であり、介護者にとって大きな負担の1つとなっています。同様にリハビリの現場なども、見守る作業と身体を支えるといった介助を常に両立させなければなりません。

こうした負担を緩和させるために用いられるのが、**介護ロボット**です。実用化されているものとしては、本人と介護者双方が利用できる**スーツ型のロボット**があります。その代表例ともいえるのが、CYBERDYNE株式会社の「HAL」です。HALは身体機能を補助してくれる装着型サイボーグで、人が体を動かす際の意思を電気信号として筋肉から感知します。その電気信号を皮膚に貼ったセンサーで検出することで、**意思に沿った動作を補助・実現する**技術です。HALは現在、脚力の弱くなった患者の介護支援などで実用化されています。

また、**自動で排泄物を検知して吸引・洗浄・乾燥**を行える排泄処理ロボット「iCarebot」、**全身を自動で洗ってくれる**入浴支援ロボット「シャワーオール」なども登場しており、介護福祉士の負担は少しずつ軽減されています。また、こうしたロボットによる介助は入浴や排泄を他の人間にやってもらう心理的障壁なども少なく、介護を受ける側も比較的、気を楽にすることができます。加えてロボットは十分に小型化されており、介護対象の自室に置くこともできるため、移動の負担も最小限に抑えられます。

ロボティクスで肉体的・心理的負担を緩和する

自立支援ロボット「HAL」

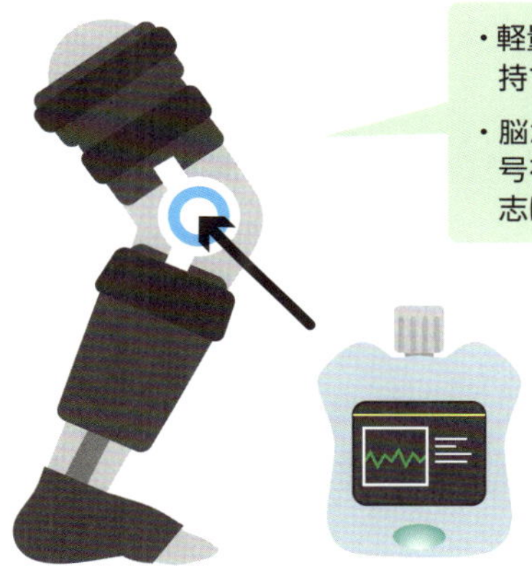

・軽量（1,500グラム）なので、持ち運びなどの負担が軽い

・脳から筋肉に送られる電気信号を読み取って、装着者の意志に応じた自然な動きを実現

コントローラーでスタート／ストップを行う

▲HALを用いることで、被介護者がかなりの範囲で自分の意志で体を動かすことができるようになり、移乗も従来より楽に行える。

入浴支援ロボット「シャワーオール」

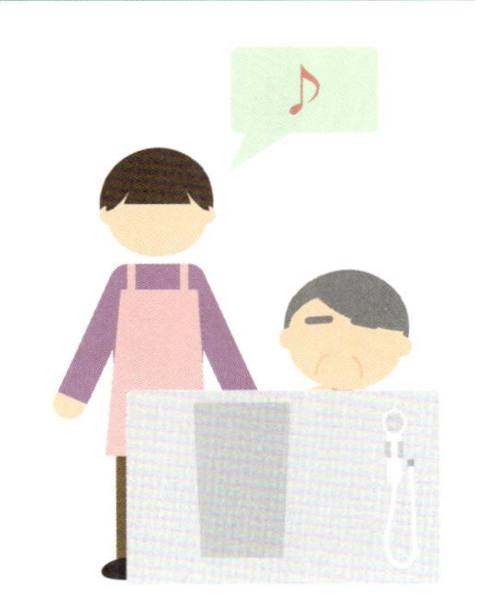

・浴槽をまたぐ動作を軽減

・ミストシャワーにより、お湯を貯めなくても入浴と同等の清潔さを実現

・溺れたり誤飲したりといった事故のリスクも少ない

・入浴対応時間が大幅に短縮できる

▲バスルームに移動し、優しく身体を洗う入浴介護が室内で簡単にできるようになるのが、室内における全自動入浴支援ロボット「シャワーオール（エア・ウォーター株式会社）」だ。

045
「排泄予測デバイス」でトイレのタイミングがわかる

排泄介助のあり方を変えたDFree

介護の中でも、**排泄介助**は心理的にも身体的にもとりわけ負担が大きい作業です。また、被介護者にとっても「恥ずかしい」と感じる人が多く、強く機械化の待たれる領域でもありました。

そのような状況の中、Triple W Japanが開発した「DFree」は、膀胱の膨らみを超音波で測定し、**排尿のタイミングを予測**するデバイスです。尿意の鈍い障害者や、排尿トラブルが増える高齢者だけではなく、頻尿などで不安を抱えるすべての人に有用であり、注目されています。

こういったデバイスはスマホ連携することも可能であるため、尿のたまり具合を数値化して適切なタイミングで通知を受け取ることができます。また、何らかの事情で当人がデバイスの通知に気付かなかったとしても、家族や介助者が通知を受け取ることで、排泄を促してあげることができます。デバイス自体も小型で負担にならないため、**装着したまま生活**することも可能です。結果としておむつの交換頻度が少なくなり、排泄介助の回数を減らせるのです。この技術がさらに進んでいけば、**介助そのものが不要になる**可能性もあります。

こういった試みは、日本はもちろん、**高齢化が進む先進国で高い需要**があると考えられます。また、排泄に限らず生理現象や病気の発症を予測するAIは世界中で開発が進められており、本人が気付く前にAIが通知を行い、問題になる前に防ぐという活用法は将来的に当たり前になるでしょう。

介護問題の1つ「排泄」を解決するデバイス

超音波で膀胱の膨らみを測定する

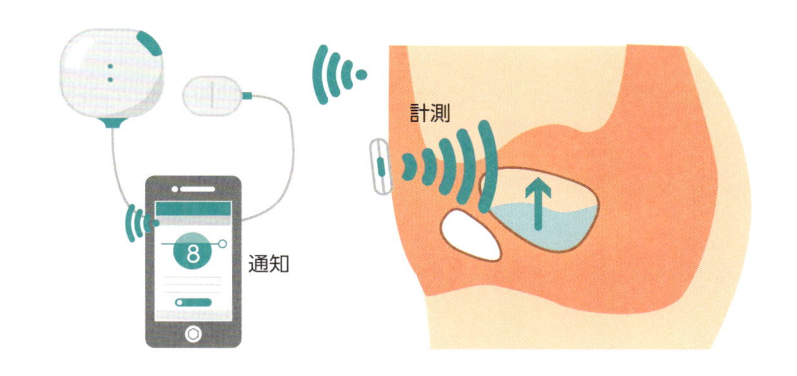

▲尿のたまり具合を計測し、事前に通知してくれるデバイス。年齢を問わず、排尿に不安のあるさまざまな人に適用することができる。

おむつの取り換え頻度も減少する

適切なタイミングを通知
8
取り換える
タイミングが
難しい……

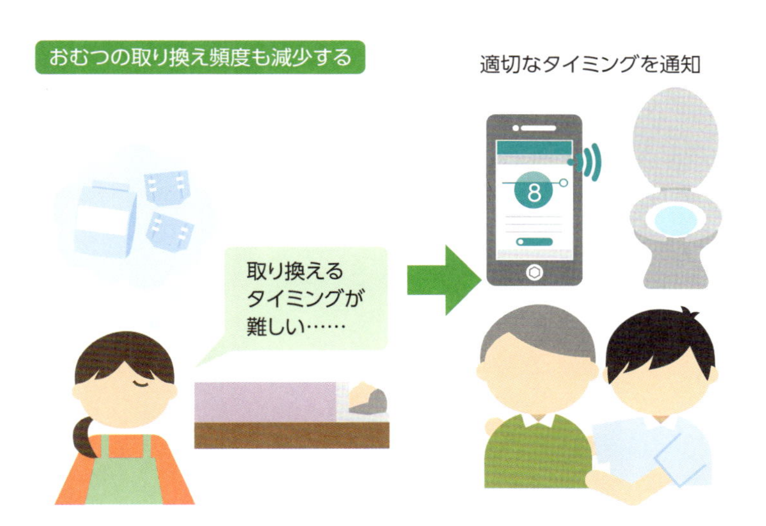

▲スマートフォンとの連携で情報を通知し、本人以外の家族や介助者が排泄を促すことができる。

046

コミュニケーションロボットとの対話で患者を見守る

顔を覚えるロボットとの会話で変わる生活

介護ロボットの中には、**コミュニケーションロボット**と呼ばれる、人間との対話を軸に据えたものがあります。人型や動物型、ぬいぐるみ型などさまざまなタイプが存在し、導入目的も「メンタルケア」「運動・レクリエーション」「見守り」「認知症予防」と多岐にわたります。

高齢者福祉施設に導入がすすむ富士ソフトの「パルロ」は人型の小型ロボットで、音声認識と言語処理能力を組み合わせて会話ができるほか、顔認識能力などを使って相手の顔と名前を覚えることもできます。また、**かんたんな会話**はもちろん、クイズゲームや手足を使った体操などの**レクリエーションを実施**する機能を持ち、介護福祉施設で要求される複数のタスクを単体でこなします。そのほかにも実用的な機能を多数備え、内蔵カメラを使って写真を撮ったり、ニュースやスケジュールを伝えたり、メールを読んだりと、**日常生活のサポート**も可能です。

国立研究開発法人「日本医療研究開発機構」(AMED)の発表によれば、試験的にこうしたコミュニケーションロボットを利用したところ、ほぼ**被験者の3割以上にセルフケア能力や運動機能の改善**が見られました。施設によっては、実に8割以上の被験者に改善が見られたといいます。このように、コミュニケーションロボットが介護に一定の役割を果たすことが実証されています。上述のようにコミュニケーションロボットはさまざまな機能を備えているため、活用法次第では大きな効果があるかもしれません。

多機能なロボットの持つ無限の可能性

コミュニケーションロボットの「パルロ」

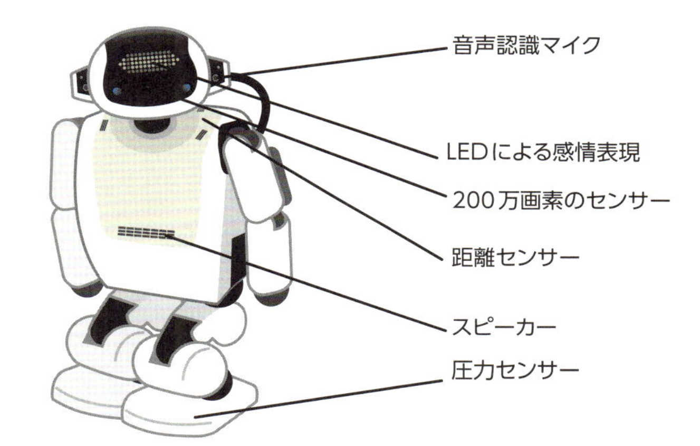

▲スムーズに手足を動かす能力を持ち、人物を認識し、会話をすることができる。

コミュニケーションロボットの役割

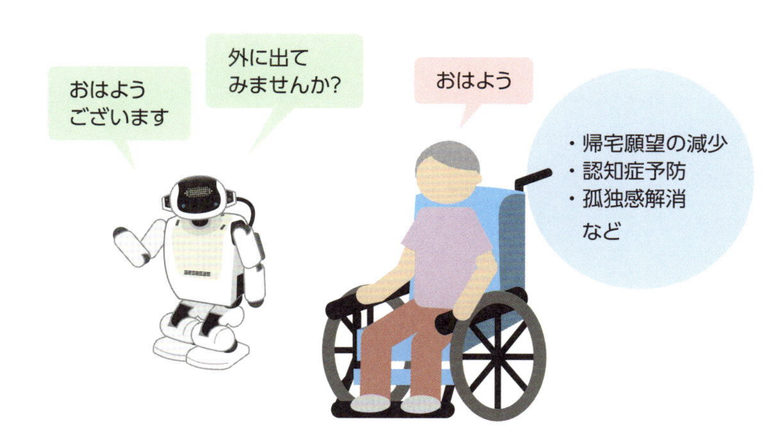

▲被験者には複数の有益な効果が見られ、ロボットを有効活用した機関では8割以上に効果があった。

047
「IoTベッド」が離床を検知、不慮の事故を防ぐ

高齢者や障害者の状態を把握する

あらゆるモノがインターネットにつながるIoTにおいて、被介護者の寝るベッドも例外ではありません。近年、ネットワークに接続し、圧力センサーを搭載した**IoTベッド**が病院や福祉施設で活用されています。IoTベッドの主な目的は、ベッドから起き上がろうとする**離床の検知**です。足腰の不自由な高齢者や障害者は、ベッドから降りる際に転倒してしまうことがあります。深夜で発見が遅れると深刻な事態につながる可能性があり、規模の大きい医療福祉施設では特に問題となっていました。

しかしIoTベッドであれば、搭載した圧力センサーによって起き上がろうとしている状況を検知し、職員が離床介助できます。離床が分かれば、万が一転倒してしまっていても、すぐに対応可能です。さらに、**患者の睡眠状態を把握**することで、寝不足になっていないか、寝不足であるなら原因は何かなどを探れます。また、認知症の患者が深夜に歩き回るようなケースにも対応しやすくなります。

事例としては、パラマウントベッドの「スマートベッドシステム」が挙げられます。これは、病院のニーズに合わせて大規模な情報システムをパッケージ化して提供するサービスです。ベッドの角度や高さ、寝ている人のバイタルサインを表示し、誰が起きているのか、寝ているのか、**患者に異常がないかを一目で把握できる**のが特徴です。また、それらの情報をスマホやタブレットに通知することで、作業中の看護師でもすぐに対応可能です。こうした機器を導入した病院はまさに近未来の病院といえるでしょう。

IoTベッドによって変わる介護

さまざまなセンサーを搭載したIoTベッド

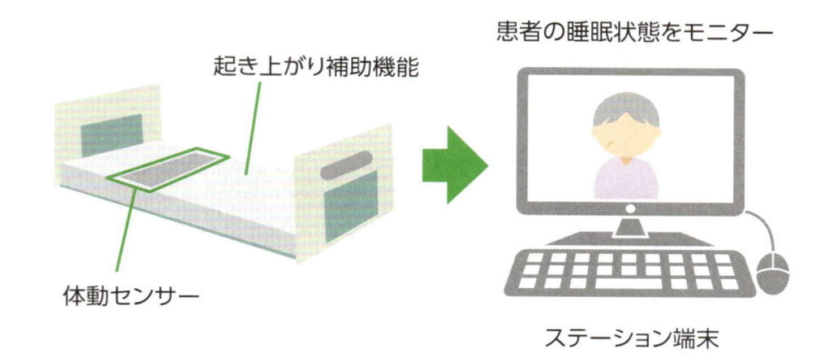

▲圧力センサーによって患者の状態を検知し、必要に応じて通知を送ることができる「スマートベッドシステム」（パラマウントベッド）。

離床を検知し、スタッフが介助にかけつける

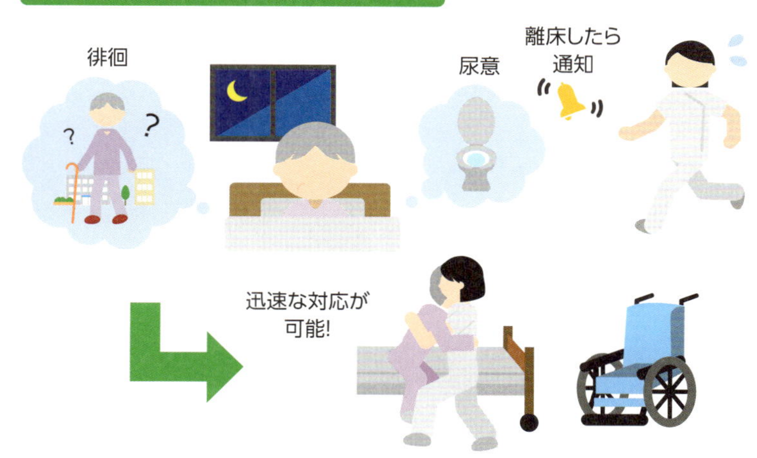

▲夜中に目覚めて起き上がろうとしている状態を早期に検知することで、安全にベッドから移動することができる。

048

「顔認識」するAIで施設外の徘徊を防止する

顔認識システムが指定した人物の外出を検知する

顔認識機能は、046のようなコミュニケーションだけでなく監視にも役立ちます。病院や介護福祉施設では、**深夜の徘徊や無断外出**などが深刻な事態につながることがあります。こうした問題に対し、出入り口付近にスタッフが常駐するか、場合によってはロックしておき、必要に応じてスタッフがロックを解除する形で対策を施していました。しかし、こうした方法では問題のない人物の出入りもスタッフが対応せねばならず、手間のかかるものでした。しかし、顔認識AIを搭載したネットワークカメラを利用することで、こうした問題を解消できます。

リカオン株式会社の「徘徊防止システムLYKAON」では、顔認識システムで登録された顔をカメラで認識し、特定の人物が映った際にアラートを出してくれます。アラートを出すのは事前に登録されている顔だけなので、それ以外のスタッフや業者に対する**誤検知はほとんどありません**。通知はスマホなどの携帯端末にも送れますし、その際、誰がカメラに映ったのかも分かります。その場にスタッフがいなかったとしても、近くにいるスタッフがすぐに対応することが可能で、スタッフを一箇所に常駐させる必要がありません。

同システムは、無断外出の事故軽減を訴求しているほか、出入り口付近に誰がどれくらい滞在したかというログを残せるため、長時間部屋から出ている利用者に気を配れるとしています。このように患者を無理に拘束するケースを少なくできれば、介護者と被介護者の双方にとって**ストレスの少ない生活が実現できる**でしょう。

顔認識機能による徘徊の防止

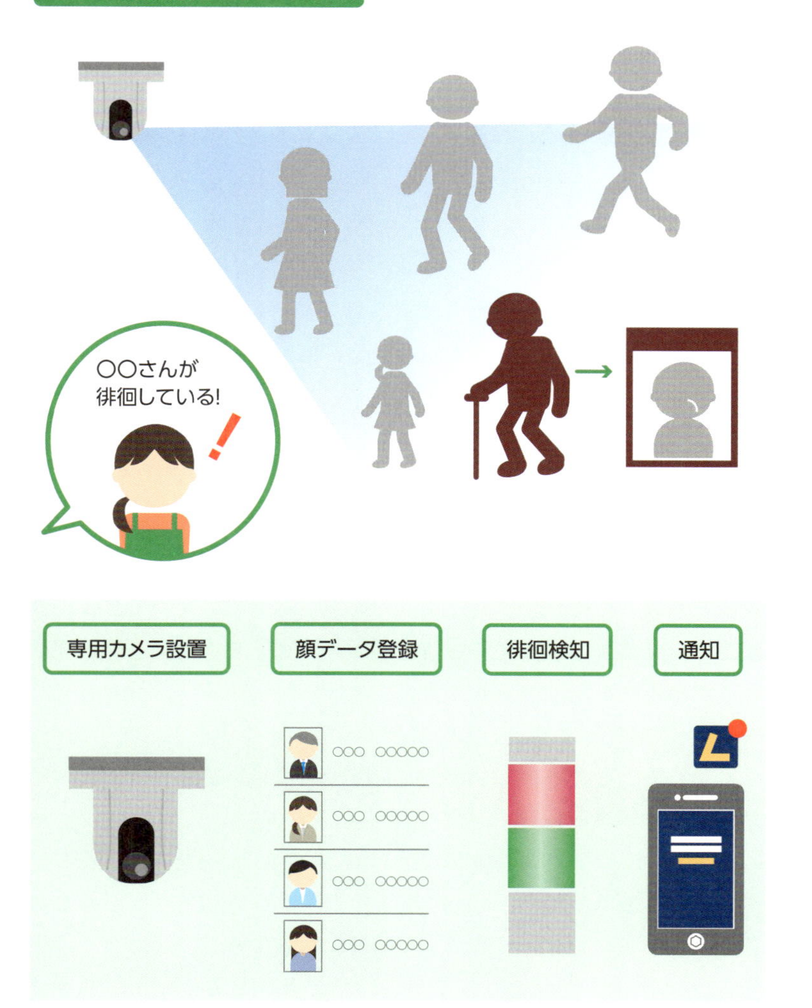

▲顔認識システムによって特定の人物だけを検知することができる。誤検知が起こらず、通知はスマホにも送られるため、スタッフの常駐や見回りが大きく削減できる。

049

患者を癒す「ペットロボット」とは

より安全にアニマルセラピーを提供する

高齢者の介護は長期に渡り、ストレスや孤独感はかなりのものです。その緩和のため、病院や福祉施設ではメンタルケアの一環として**アニマルセラピー**が用いられることがあります。しかし、動物の扱いは難しく、毎日の餌やりや排泄物の処理、アレルギーや咬傷、感染症のリスクも無視できません。そのため、実際にアニマルセラピーを導入している施設は限られます。

そこで注目されているのが**ペットロボット**です。ペットロボットは動物などを模して可愛らしく作られたロボットで、コミュニケーションロボットの一種です。ロボットなので、本物の動物に比べて扱いが遥かに容易でリスクも非常に少なくなります。また、人形と違って人間の声や動きに反応するので本物の動物に近いセラピー効果が得られます。**認知症にも効果**があり、アメリカでは**医療機器として認められる**地域もあります。

NDソフトウェア株式会社のアザラシ型ロボットの「パロ」はペットロボットとして多くの実績を上げており、「もっともセラピー効果のあるロボット」としてギネス認定もされています。また、ソニーの犬型ロボットのaiboは2017年に最新のAIなどを搭載してリニューアルされました。aiboは本物の犬のように感情や好奇心があり、人間のアクションに応じて自律的に行動するだけではなく、顔や音声認識システムによってかんたんな指示を実行でき、アップデートで特定の人物を探し出す機能も搭載できるようになっています。介護者にとっても心強い存在と言えるでしょう。

可愛くて手間のかからないペットロボット

世界で最もセラピー効果のあるロボット「パロ」と「aibo」

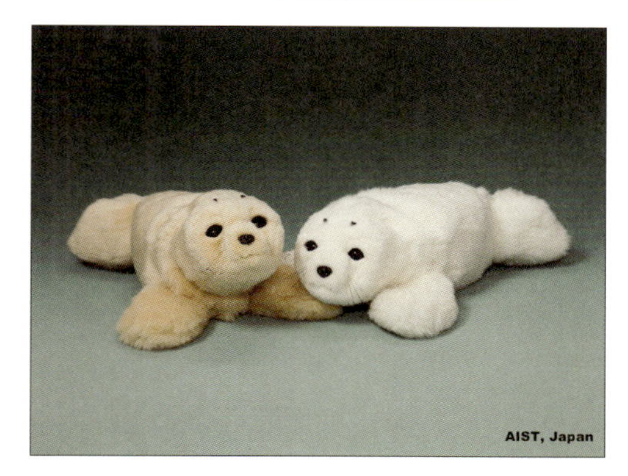

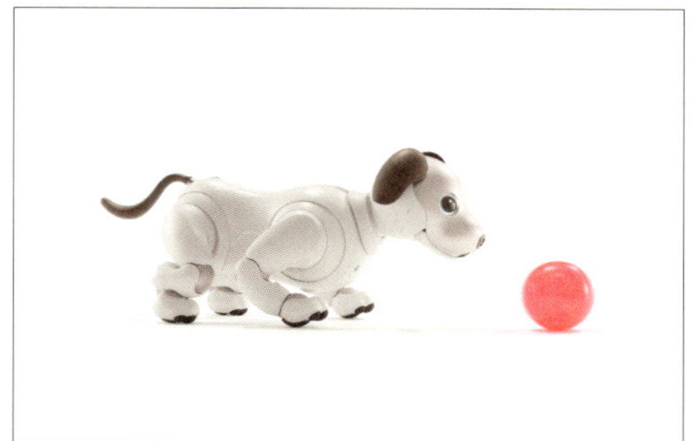

長引く介護で受けるストレスを緩和

▲下は最新のAI技術を駆使したペットロボットの「aibo（SONY）」。顔認識機能を搭載し、人探しまでできるようになっている。

050

AIのサポートで「自立支援型」の介護を実現

AIが計画し、AIが教える自立支援

介護の理想は、被介護者の自立を目標とする「**自立支援型**」の介護です。しかし、高齢者や障害者一人一人に対して最適な自立支援プログラムを作成することは、現実的には難しい作業でした。

この問題を解決するのがAIやロボットです。たとえば、ポラリスとパナソニックはデイサービスの利用者向けに、AIを駆使した「**自立支援介護プラットフォーム**」の構築を勧めています。IoTとAIを利用して介護対象者の状況を監視・分析し、リハビリを含めた最適な自立支援プログラムの作成が目指されているのです。

まずプラットフォーム構築の第一歩として、デイサービス拠点や患者の自宅にIoTセンサーを設置します。これにより、デイサービス利用時だけでなく、在宅時であっても生活リズムやバイタルといったデータを収集・把握することができるようになります。収集したデータはAIによって分析され、自立支援のための環境を効率的に構築します。これを受けて自立支援のための**モニタリング**や**アセスメント**（利用者の心身状態や家族の希望などを把握すること）、**自立支援ケアプラン作成**を行うのです。その際、ただ日常生活を営むための手助けをするのではなく、たとえば一人で買い物に行けるといったより具体的な目標を設定し、そのために必要な**リハビリのプランを計画的に進めていく**のです。この取り組みは2018年2月から実証実験が介され、早期の事業化が目指されています。

さまざまな「自立支援AI」

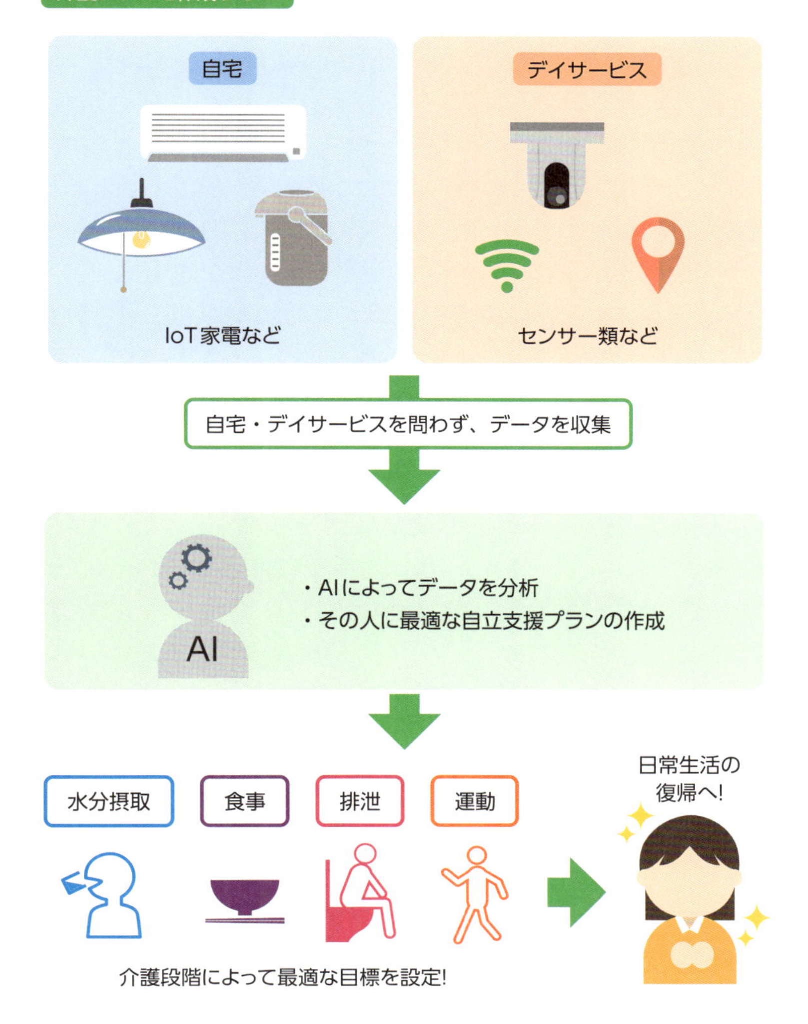

▲自立支援のためには多様なケアが必要であり、人によってプログラムは異なっている。

Column

AIやロボットの導入につながる施策と介護報酬改定

介護人員の人手不足は深刻です。しかし、負担軽減のために最新技術を導入するには相応のコストがかかります。投資の回収見込みが立たなければ、いくら介護用のAIやロボットが優れていたとしても導入は難しいでしょう。こうした現状については政府も認識しており、開発・導入促進に向けてさまざまな施策を講じています。

たとえば、ロボットや関連情報技術の開発促進として、経産省を中心に補助金や助成金（ロボット介護機器開発・標準化事業、等）が拠出されています。導入促進では厚労省から各種助成金（地域医療介護総合確保基金など）が出ているだけではなく、経産省と連携しロボットや情報技術を大規模に貸与して効果を図る実証試験（ロボット介護機器開発・導入促進事業など）が実施され、その効果のほどを事業者が把握できるような環境整備が進められています。また、介護報酬の改定では見守り機器などを用いて効果的な介護ができる場合には報酬に加算できるとされ、新しい技術を導入するインセンティブ設計なども進められている状況です。このほかにも総務省が健康情報に関するデータベースを構築し、ビッグデータの解析などを通じて政策レベルで施策の改善を進めています。

社会保障費の負担増は政府の喫緊の課題でもあり、高い優先度を持って取り組まれています。導入する施設側、開発する事業者側、双方が政府の支援を受けられる環境が整備されており、官民で協力することで介護分野におけるAIの活用は進んでいくでしょう。

Chapter 7

実現に向けて越えるべき壁とは　AI×医療の課題

051

「がん検査」のAIは「かぜ」を理解できる?

AIが想定していない病気に対応するには

風邪は、ウイルス（一部に細菌）の感染により咳や発熱を起こす疾患群の通称です。その意味で、ひとくくりの「風邪」という疾患を特異的に治す薬は存在しません。病院で処方される薬は、**風邪の症状の一部である発熱や頭痛、鼻水などを抑制する効果があるだけ**なのです。しかし一方で、風邪の初期症状と思われる症状が実は危険な内臓疾患のサインだったり、あるいは他の重篤な感染症の合併につながったりするケースもあります。子供や老人であれば、その傾向はなおさら顕著です。

このように、他の深刻な疾患を除外したうえで、単なる風邪と診断することは非常に難しいのです。もちろん、風邪を正しく診断できるかどうかがただちに危機的な状況につながる、というわけではありません。あくまで、**AIの想定とは違う病気にどう対応するか**ということが、これからの医療にとって大きな課題であるということです。現時点で可能であるとすれば、画像診断ではなく問診AIなどから「おおよそこの病気である」と判断できるくらいです。そのうえで、服薬支援AIなどを組み合わせれば、診断から治療までのプロセスをかなりの程度自動化することもできるかもしれません。しかし、これらのAIやロボットはそれぞれ全く別のアルゴリズムを備えた固有のAIです。人間のように一人で全ての判断を下し、タスクをこなしているわけではありません。その意味でも、疾患の正確な診断には、**人間との共同作業が欠かせない**と言えるかもしれません。

真に正確な診断は難しい

疾患にはいろいろな原因がある

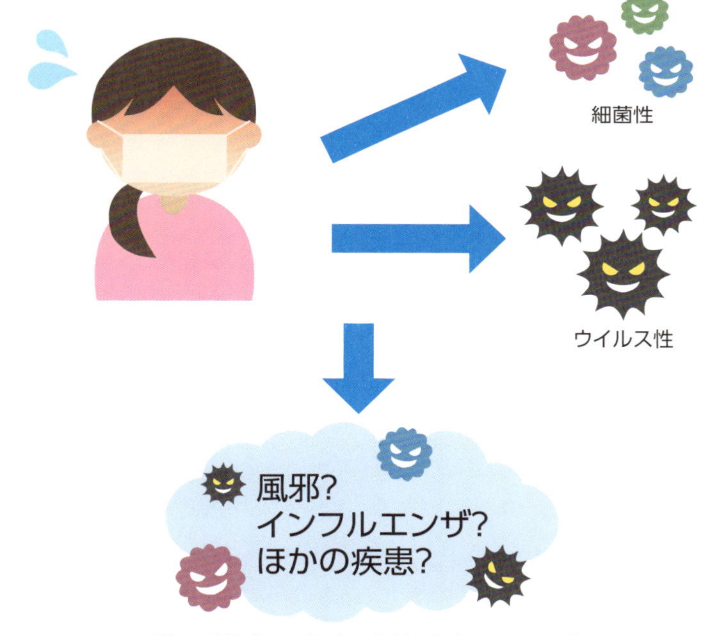

重篤な感染症で、最適な薬剤を投与する必要がある場合には原因を特定する必要がある

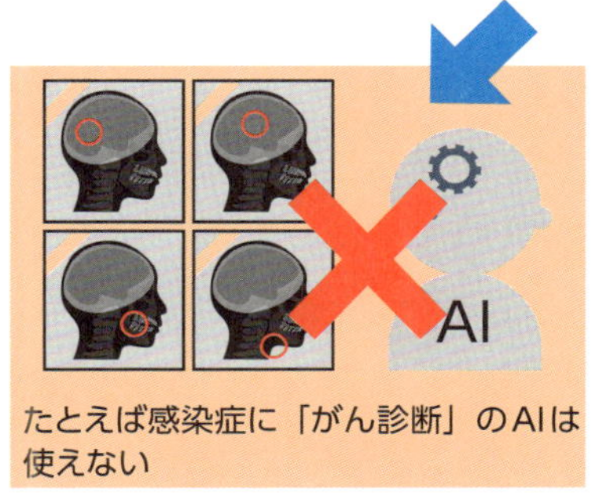

たとえば感染症に「がん診断」のAIは使えない

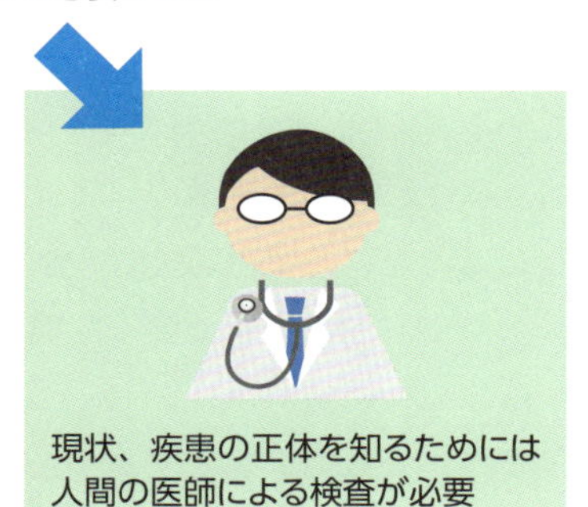

現状、疾患の正体を知るためには人間の医師による検査が必要

▲AIに完全な診断を求めることは現状難しいが、AIの能力の一部と医師の判断を組み合わせれば、少なくとも重大な疾患を見逃すような事態は避けられるかもしれない。

052

AIは「治療のためなら患者を殺す」?

AIが生命の概念を理解することは重要?

AIには「**特化型AI**」と「**汎用型AI**」という区分があります。医療分野でいえば、特化型AIとは、医師の持つ技術の1つである「縫合」に特化したSTARなどの手術支援ロボットを指します。一方、どの作業においても1人の医師と変わらぬ能力を持ち、かつ人間のように考えて行動するAIが現れたとすれば、それは汎用型AIです。

そのうえでAI医療の発展について考えたとき、一般に想像されるのは特化型AIではなく、汎用型AIの台頭かもしれません。たとえば、手術のように負担の大きい医療行為が全自動化されるケースです。特化型AIだと、ある臓器の縫合には狂いがなくても、その臓器の隣を走る神経や血管には無頓着であるといった事故が起こってしまいそうです。最悪の場合、「治療のために患者を殺す」ことすらあるかもしれません。その点、人間の医師のように「命を助けたい」と考える汎用型AIであれば安心できそうです。

しかし、「命を助けたい」といった**概念の理解は、実は医療AIにおいて重要ではない**のです。というのも、特化型AIは確かに倫理的な概念について理解できませんが、現状すでに**人間が行う作業のほとんどを、理論上可能なレベルで実行できる**ためです。

したがって、患者の安全を第一に考え、かつ医療者の負担を低減するには、特化型AIのさらなる精度向上とともに、人間の医師による操作・監督を徹底するのが最良の方法といえるでしょう。そのうえで、人間の側が命の概念についてさらに理解を深めていけば、ゆくゆくは汎用型医療AIの萌芽につながるかもしれません。

特化型AIの発展がカギ

特化型AI

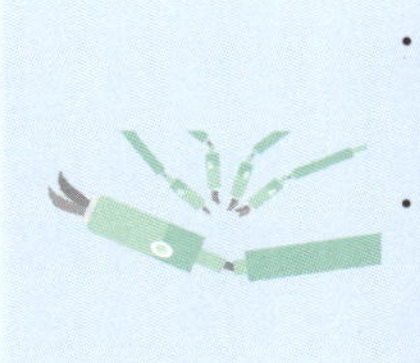

・縫合など作業の一部を代替する
・現在、実用化されているSTARなどが分類される

生命の概念を理解できる人間に管理監督させ、部分的な作業を人間以上に正確に行う

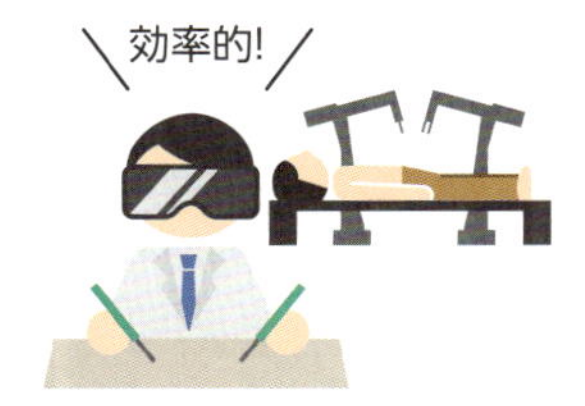

汎用型AI

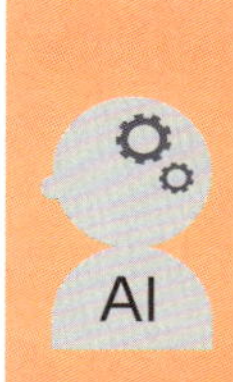

・人間の医師のように「命を助ける」といった概念を理解し、臨機応変に対応する

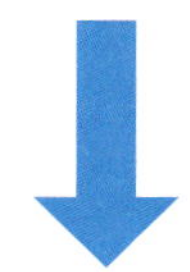

現状の技術では開発が難しい

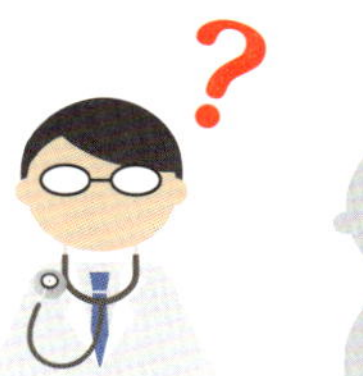

▲ロボットの操作をしているのは医師。AIは医師の支援をすることは可能だが、AIのみでの手術は技術的にもできない。

053

未知の新疾病や珍しい疾患をAIは見抜けるの？

まれな疾患に気付くための手がかりを作るAI

2018年、WHO（世界保健機構）のリポートに「疾病X」というコードネームが記載されました。これは未知の感染症が世界的に流行する可能性を示唆しており、保険医療界における大きな課題とされました。このような未知の疾患に対し、AI医療が解決の糸口となることはどの程度、可能なのでしょうか。

結論から記せば、現状において**AIが未知の疾患を見つけ出すことはほぼ不可能**です。すでに確認したように、医療AIが力を発揮するのは、学習データとなりうる症例の多い疾患に対してです。反対にいえば、データがほとんど存在しない珍しい疾患に対して力を発揮することは難しく、ましてや未知の疾患（データが存在しない）に対しては多くの場合、無力となってしまいます。

ただし、**医師に「可能性」を提示する**ことはできるかもしれません。正しい疾患名ではなく共通点の多い疾患を提示し、医師に判断を仰ぐことができれば、AIに正しい判断ができなくとも医師が診断する手助けになるということです。言い換えれば、上述の「疾病X」に対して特異的に効果を発揮する治療法をただちに確立できなくても、**似た症状を持つ別の疾患に対する治療法を効率的に導き出す**ことは可能です。また、予防の観点から、現状開発されている薬やワクチンを分析して改善するといった対策も有効です。その手助けとしてAIが有用であることは、言うまでもありません。未知の疾患を見抜けなくても、最善の手立てを用意することは十分可能なのです。

可能性を提示するAI

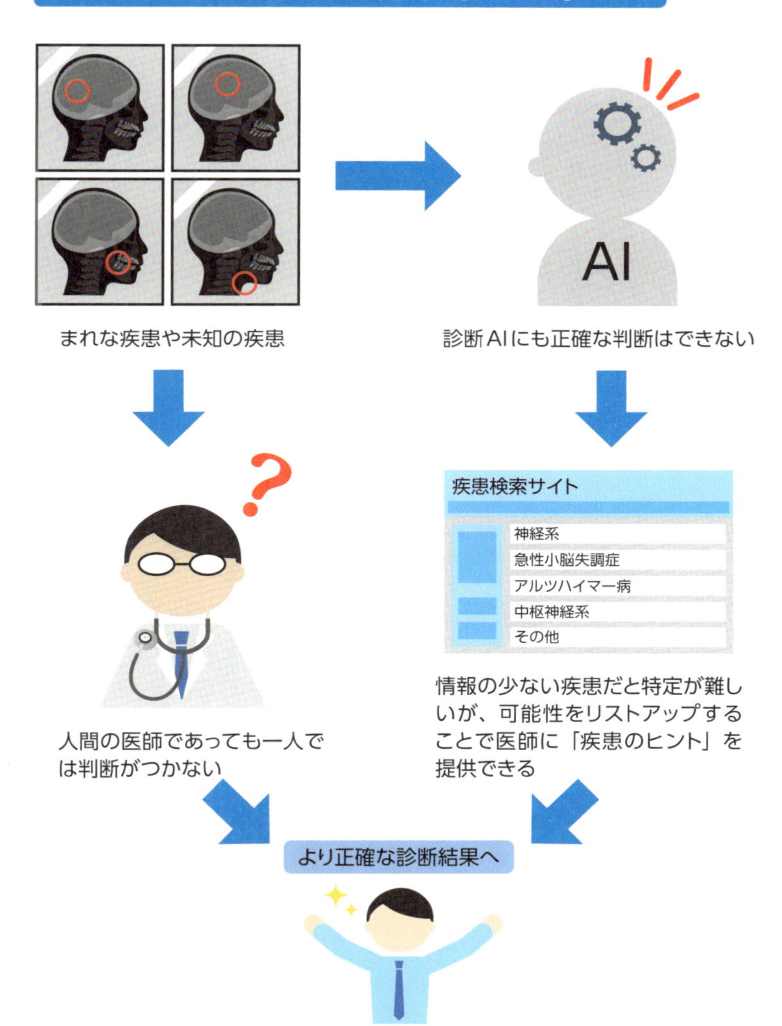

▲学習データは日々、増え続けている。そのため将来的には、未知の疾患であるとAIが見抜いたうえで、適切な治療法までを提案してくれるようになるかもしれない。

054

AIによる誤診の責任はどこにある？

利用促進に必要な責任の所在の明確化

厚生労働省は「**医療AIを使用した際の最終的な責任は医師にある**」と明確に通知しています。しかし、医療機器の一種であるAIの診断に間違いがあり、それによって患者が損害をこうむれば、AIの開発者が責任を追求されてもおかしくはありません。にもかかわらず「AIによる誤診の責任を医師が負う」という見解が出たのは、単に「AIの信頼性が低い」という観点からではないのです。

AIは学習によって成長します。したがって、医療AIが医師と同等か医師を超える能力を獲得するためには、**自身のミスを含めたデータを用いて学習していくプロセスが必須**です。仮に、この学習の時点でAIがミスをしたとして、その責任を取るのはメーカーや開発者ということになれば、開発者側は市場に投入する前に試験段階であらゆる環境を想定し、くり返しミスを経験させなければなりません。そのように十分な学習データを集めたうえで「絶対にミスをしない」というレベルのAIを作らなければ市場に送り出すことができなくなってしまうのです。

このように、**開発者側の責任を重くしてしまうと新しいAIの開発が困難**になってしまいます。そのために「AIの不具合は医師側の責任である」ということを明確にしたのです。

一方で、開発者側の責任が小さくなりすぎると、非常に偏ったデータや、十分数ではないデータから構築された一見完成度の高いだけのアルゴリズムが次々と世に出てしまいます。そのため、**両者の責任のバランス**について、常に成熟した議論が求められるのです。

責任が偏ると、開発も利用も委縮してしまう

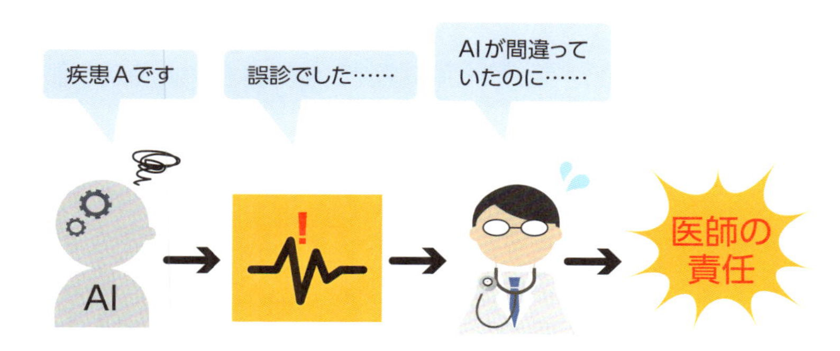

▲いくら便利だからといって、無批判にAIの診断を受け入れてはいけない。あくまで診断の責任は医師が追うことになる。

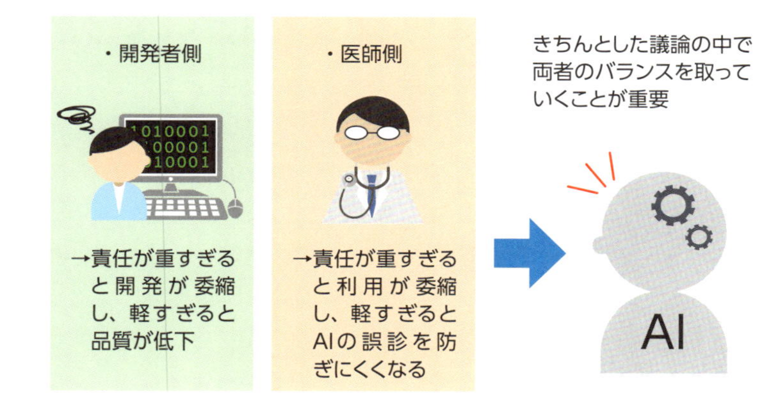

▲もちろん現状に置いても開発者責任はいつも存在し、そのことが一定の質担保につながる。重要なのは両者のバランスだ。

055

患者の医療データは最重要機密 個人情報は守られる?

次世代医療基盤法における情報管理

医療AIの開発には、個人情報である患者の医療データが不可欠であり、研究者はその提供を病院に依頼します。しかし、医療データは保険などの情報に直結するため個人情報の中でも最も重要なものであり、2015年の改正個人情報保護法によって「要配慮個人情報」という扱いになったため、患者の許諾を取らなければ外部に提供できませんでした。したがって依頼を受けた病院側は、医療データの持ち主である患者に許諾を取るか、匿名化したうえで提供しなければなりません。これは病院等の医療機関にとって負担が大きく、医療AI研究がなかなか進まない要因のひとつでした。

この問題を解決するために施行されたのが、2018年の「次世代医療基盤法」です。この法律により病院側は、**個人情報の匿名化処理を外部事業者に任せられる**ようになりました。患者が自分の情報を提供したくない場合は、前もって「自分の医療データを提供しない」と伝えておく必要があります。そのような申し出のないものに限り、病院側は外部事業者の求めに応じて、データを匿名化し提供できます。その際、むやみに個人情報が悪用されるような危険はありません。データの匿名化を行う事業者は、政府の認可を受けた**認定事業者**に限られており、ずさんな情報管理を行っている事業者は認可を受けられないためです。匿名化されたデータは安全に研究機関や企業に提供され、研究に利用されます。

法改正によって効率的かつ安全なデータ収集が可能に

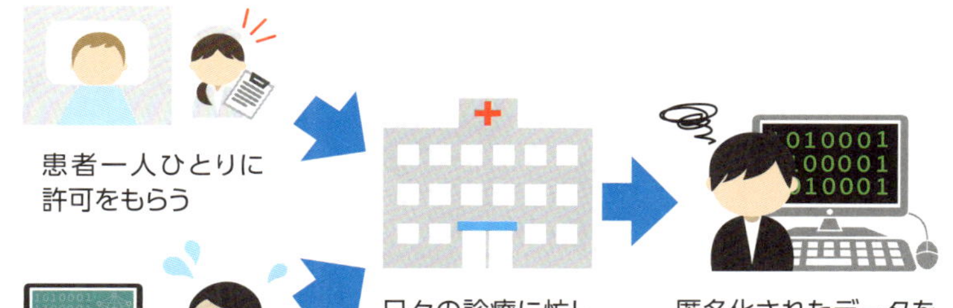

▲従来はデータ収集に手間がかかり利用も難しかった。

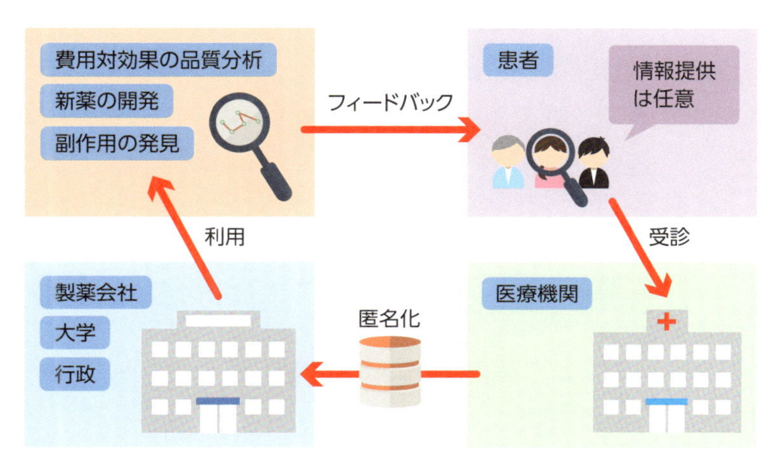

▲病院側の負担が軽減され、匿名化のプロセスも効率化したことで医療データを収集しやすくなった。

056
ブラックボックス化されたその思考 AIと倫理問題

AIの思考プロセスは人間には理解できない

画像診断に使われる医療AIのほとんどで、ディープラーニングを含む機械学習技術は都度使われています。学習によって診断に用いられるAI内部の判断基準は常に変わっていくため、AIがなぜその判断をしたのかという根拠を理解するには、学習によって変化する判断基準を理解しなければなりません。しかし、ニューラルネットワークのような大規模な構造を持つアルゴリズムの場合、**AIの判断基準を人間が理解することは非常に困難**なのです。

そのため、医療AIで誤診が起こっても判断の根拠がわからないケースが考えられます。開発者は原因を推測したうえで再び学習を行い、その後問題が起こらなければ「修正された」として世の中に送り出します。原因を特定したわけではないだけに、不具合が形を変えてまた現れる可能性もあるのです。精度が高いからといってそのまま医療に応用すると、使い方によっては医師や開発者ですら理解できないブラックボックスに患者の命を預けることになります。

この問題の解決の糸口として、**ナレッジグラフ**というデータが近年、注目されています。これは、実世界のさまざまな**事象のあいだにある関連性**に着目して整理されたデータのことです。このナレッジグラフを充実させることで、データの入力から出力までのあいだにどのような関連性を経たのかを追跡することができます。ゲノム医療の分野においてはすでに、1700万件に及ぶ医療論文などから膨大なナレッジグラフを構成しており、**説明可能なAI**の実現が順調に進んでいます。

AIの診察の根拠をクリアにするには

AIの思考はブラックボックスになっている

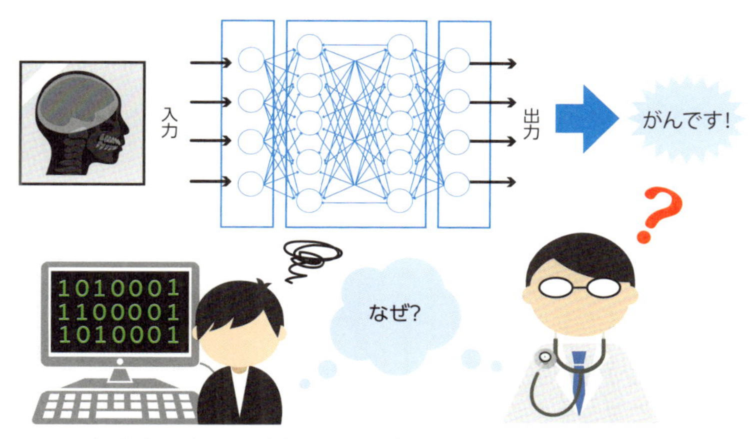

▲AIがいくら発達しても、説明責任は人間の医師にある。そこで根拠がわからないのは、時に重大な問題につながる可能性もある。

根拠の明確化につながる「ナレッジグラフ」

ナレッジグラフ=根拠のデータ化
・Aという症状が見られた
・Bという症状が見られた
・疾患としてはCである
膨大な論文
根拠はこれです!
AI

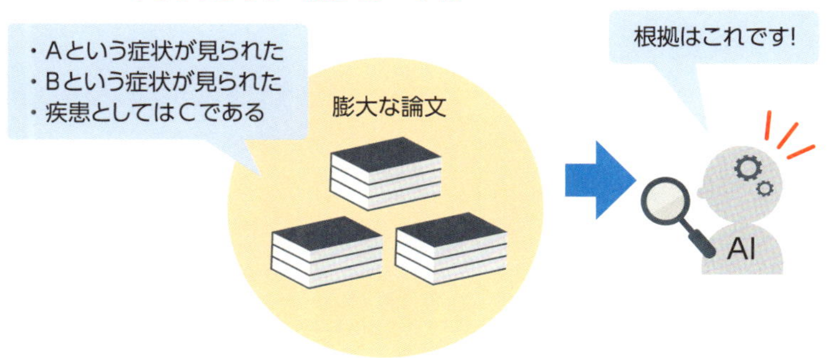

▲データ同士の関連性についてのデータが充実すれば、ゲノム医療以外にもさまざまな医療分野でAIがさらに発展していくカギになるだろう。

057

法曹界では人種差別も AIの「偏見」はなくせる?

人間の偏見をくり返してしまったAI

医療AIに期待される役割のひとつに**認知バイアスによる診断ミスの防止**があります。人間の判断は少なからず不確実な経験や感情に左右され、そこに偏見や誤解が加われば即判断ミスにつながります。AIにはそれが起こらず、人間のサポートができると期待されていました。

しかし、現実には**AIにも認知バイアスがかかっている**ことが露呈しています。Microsoftのチャットボット「Tay」がユダヤ系の人々に対する差別的発言をくり返したり、裁判支援AIの「COMPAS」が黒人は再犯リスクが高いと判定したのです。偏見を持たないはずのAIがこのような判断をした原因は、**学習に利用したデータとその扱い**にあります。たとえば、「Tay」の場合は人間との会話で学習するシステムを一部のユーザーに悪用されたことが原因で、「COMPAS」の場合も人間と同じような偏見の傾向があったことから、偏見を含んだ学習データを利用したことが理由であると考えられています。

医療AIでも同様の課題を抱えており、たとえば皮膚がんの場合は肌の色や年齢によって、疾患の可能性が高いとされる部位や見え方が微妙に変わります。そのため、白人種のデータで学んだAIが黄色人種の皮膚がんを見ても正確な診断はできません。学習データの偏りによるAIの判断ミスについて、根本的な解決策は「できるだけ**多様な背景を持つ人々のヘルスデータ**を、できるだけ多地域の多施設から、できるだけ多く引いてくる」ことになります。ただし、これには金銭的な制約や利用可能なデータの制約などがあります。

多種多様な人種のデータを学習させなければ正しい推論はできない

AIの学習データに偏見があるとAIも偏見を持つ

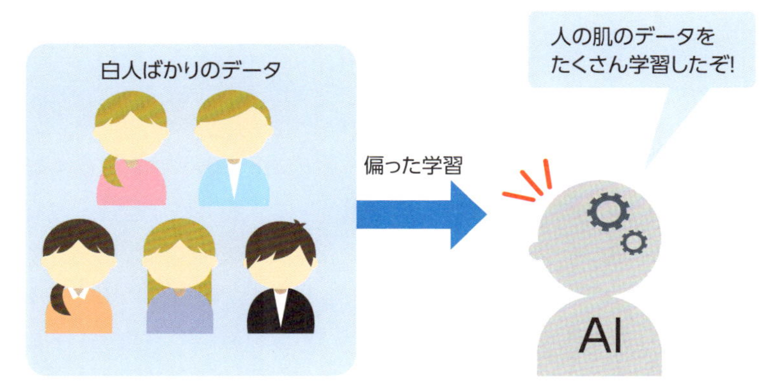

▲人種差別を含む誤った情報やデータの集め方に偏りがあると、AIは誤った判断をする。

人種や年齢で肌の見え方は変わる

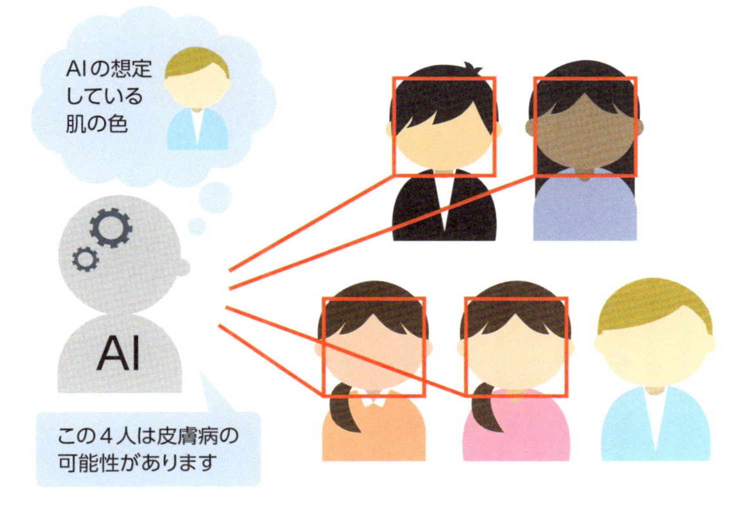

▲人間なら常識でわかることでも、目的に合った学習データを使わないとAIは学べない。

058

AI医療機器のコストは減らせる?

不完全なAIを使いながら成長させる

最新の医療機器は非常に高価です。**CT装置で数千万円、MRIなど1億円を超える**こともあります。こうした医療機器はきわめて高度な精密機器であり、開発・生産はもちろん、扱うにも技術とコストが必要なため、導入できる病院は限られます。そのため価格が下がりにくいのです。一方、医療AIの根幹はソフトウェアです。利用に特定の装置が必要な場合もありますが、多くの場合はコンピューターさえあればインストールして使えます。たとえば、内視鏡診断支援システムである「EndoBrain」はソフトウェアが**およそ460万円**と、上記のコストに比較すれば導入は容易です。

また、医療AIのコストを決めるのは**ソフトウェアの開発・維持コストと利用者の数**です。学習データを用いて性能をアップグレードしていくのであれば維持コストがかかりますし、最初から高性能なAIを作るのであれば開発費がかかるでしょう。しかし、ハードウェアのように原価が高くないため、広く使われるほどユーザーにとってはコストダウンの幅が大きいのです。

このために使われるのが**AIのプラットフォーム構築**です。開発・維持にはどうしてもコストがかかりますが、プラットフォームにユーザーを集めることで、コストを回収しやすくなります。企業ではオプティムやオリンパスが医療AIを含むプラットフォームの構築を始めており、海外ではアリババや手術ロボットのダヴィンチで構築が進んでいるほか、NVIDIAの医療画像AIに関するプラットフォームも注目されています。

AIプラットフォームによるコスト抑制

最先端の医療AIとその他の価格

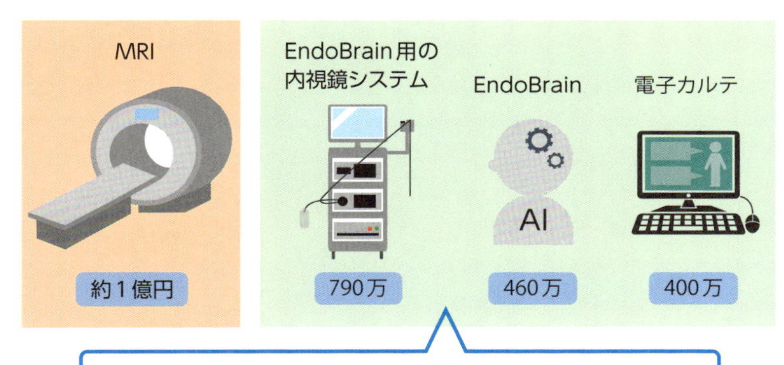

▲上にあるような400万円で導入できる電子カルテは、あくまで開業医のクリニック程度。病院規模ではさらに高額になるが、従来の機器より明らかに割高ということはない。

医療AIプラットフォーム

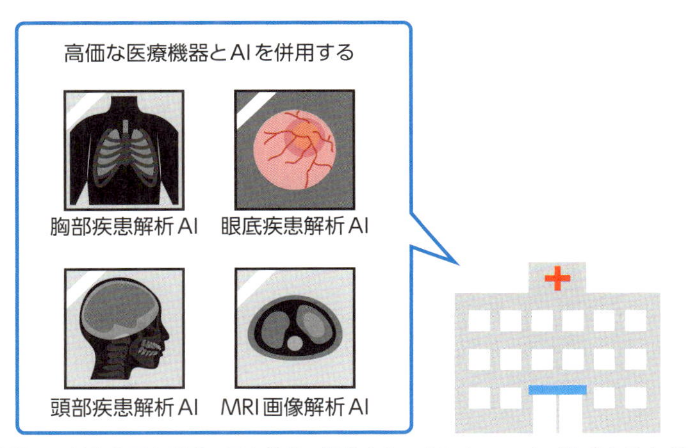

▲複数のAI技術を医療機関の医療機器に提供するAIプラットフォーム（株式会社オプティム）。両者が連携することで、コストを抑えつつ最大限の成果を目指す。

059
人間には何ができるのか AIと人間のかかわり

AIに任せるのではなく協調・協働へ

画像診断を筆頭に、くり返しの多い作業はAIに代替可能であるといわれます。言い換えれば、**あるタスクだけに特化した職種はAIに代替される**可能性があります。しかし、実際に画像診断AIを導入した医療機関が、画像診断医を解雇するのかといえばそうではなく、**AIを診断のダブルチェックやスクリーニング**に用いたり、参考情報として利用したりすることで、画像診断医の作業を効率化しています。確かにAIの画像診断精度は人間を上回ることも可能であり、将来的にはダブルチェックの際も「人間とAI」ではなく「**あるAIと別のAI**」へ移行していくでしょう。しかし、説明責任を始めとするコミュニケーションにおいて、**人間の医師が果たす役割は変わりません**。というより、人が人である限り、**医師と患者の対話**は今後もきわめて重要な医療行為として残り続けていきます。

医療の現場では「AIさえあれば人は必要ない」といったケースはほとんどありません。AIによる支援を受けて「医師や医療スタッフの業務を効率化する」というのは画像診断に限ったことではなく、あらゆる医療AIの利用法に共通しているのです。

データのあるなしに関わらず柔軟に考え、かつ高度なコミュニケーション能力を持つのは人間だけです。AIを人間の代わりとして捉えるのではなく、**別の視点から新しい知見を提供してくれる存在**として捉えると、AIと共に歩むビジョンが見えてくるのではないでしょうか。

AIと医師の協働ビジョン

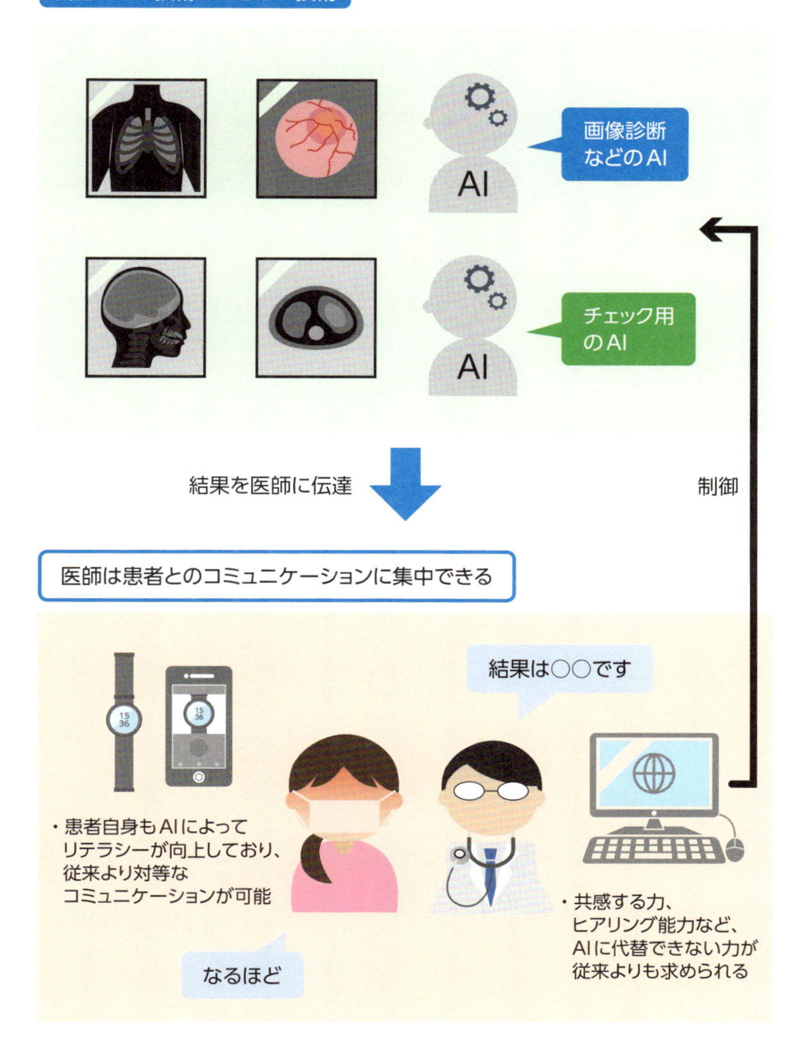

▲人間の代わりにAIが導入されていくのではなく、人間とAIが共に働くことで負担を減らす。

AI医療関連企業リスト

検査・診察 **株式会社コスミックコーポレーション** URL https://www.cosmic-jpn.co.jp/	日本甲状腺学会が指定する医療機関の診療情報を用いて、AIの研究・開発を行う。提供を受けるデータとしては血液検査や甲状腺エコーの画像データなどがあり、いずれも適切な形に加工されてAIの学習に利用される。
検査・診察 **aiwell株式会社** URL https://www.aiwelljapan.com/	AIによって血液内のたんぱく質を分析し、健康状態を診断する「AIプロテオミクス」を実用化すべく、2018年に東京工業大学と共同研究を開始。第一段階として、競走馬を対象に血液から疾患を予測するとしている。
検査・診察 **株式会社FRONTEO** URL https://www.fronteo.com/	患者の声や会話の速度、表情などを記録してAIに学習させ、うつ病がどの程度重いかを判定するシステムを慶応大学と共同開発。医師の問診よりも高速で判定できるため、効率化が期待できる。
検査・診察 **株式会社ALBERT** URL https://www.albert2005.co.jp/	AI・画像認識サービス「タクミノメ」を開発。医療分野における目視検査を自動化することができるとしている。画像のどの部分を見ているかを可視化してくれるため、AIの識別基準が直感的に把握できる。
検査・診察 **アイネット・システムズ株式会社** URL http://www.ains.co.jp/	電子カルテシステム「AI・CLINIC Revo」を開発。システムと連携し、各種データを参照しながらスムーズに診察できるだけでなく、会計入力の手間なども省ける。
検査・診察 **Ubie株式会社** URL https://ubie.life/	医療現場の働き方改革を掲げ、「AI問診Ubie」を開発。紙のカルテに比べ初心問診時間を1/3に抑え、業務時間の削減ができる。ユニバーサルデザインが徹底されており、高齢者の患者でも使用しやすい。
検査・診察 **株式会社ネクシィーズグループ** URL https://www.nexyzgroup.jp/	2018年より、日本最大規模のAI医療アプリ「アイメッド」を提供している。病院やクリニックの検索や予約、AI診断による疑わしい病名の推測、ビデオ通話などによる医師の遠隔診療などを実現。
検査・診察 **アイリス株式会社** URL https://aillis.jp/	AIを利用し、高精度かつ早期診断に対応したインフルエンザの検査法を確立。従来はベテランの医師しか見抜けなかったインフルエンザ患者の喉に現れる腫れものを、画像解析のアルゴリズムによって解析する。
検査・診察 **きりんカルテシステム株式会社** URL https://xirapha.jp/	1,200人以上の医師が体験した電子カルテ「きりんカルテ」を開発。医事会計ソフトウェア「日レセクラウド」と連携しているほか、受付や予約、プロファイルなど多彩な機能を備えている。
検査・診察 **株式会社ティファナ・ドットコム** URL https://www.tifana.com/	AI接客システム「AIさくらさん」を医療業務でもアピール。ペーパーワークの効率化などのほか、日本語・英語・中国語・韓国語に対応しているため、外国人の患者相手でも、会話形式で病状のヒアリングが可能。

検査・診察 **株式会社PFDeNA** URL https://pfdena.com/	ディープラーニングによって、血液の遺伝子発現量からがんの有無を判定するシステムを開発している。将来的には少量の血液で14種のがんを早期発見でき、身体的な負担の少ないがん検査が実現するとしている。
手術支援 **オリンパス株式会社** URL https://olympus-imaging.jp/	手術中にAIが外科医の意思決定をサポートするシステムを開発。腔鏡下胆嚢摘出術のデータを学習させることで、手術中にランドマークを教示する知的医療システムの開発へとつなげた。
手術支援 **株式会社 日立製作所** URL http://www.hitachi.co.jp/	東京女子大学が実用化を目指す手術支援AIを主導で開発。医療機器をIoT化して手術の進行状況や患者の容態をリアルタイムで確認できる「スマート治療治療室」への導入を目指し、2021年度までに実用化を目指すとしている。
手術支援 **株式会社メディカロイド** URL http://www.medicaroid.com/top.html	川崎重工とシスメックスの共同出資によって設立。Medical + Androidという言葉の組み合わせ通り、医療用ロボットの開発を目指す。手術支援用ロボットと連携する手術台「SOT-100 Vercia ヴェルシア手術台」を開発。
手術支援 **株式会社ホギメディカル** URL http://www.hogy.co.jp/	簡易的な医療手術装置「エマロ」を開発。可動部の柔軟性が高く、駆動制御中であっても人の手でかんたんに止めたり動かしたりすることができる。センサー類を調節することで施術者の好みに応じた操作も可能。
手術支援 **株式会社ストライカー** URL https://www.stryker.com/jp/ja/	人工関節設置手術支援ロボット「Mako」を開発。医師がロボティックアームを操作することで、傷ついた骨を削ったり、人工関節を設置したりするのを補助するシステム。
手術支援 **株式会社MICOTOテクノロジー** URL http://www.micotech.jp/	外見も内部も人間に似せて作られたシミュレーターロボット「mikoto」を開発。内視鏡などを鼻から挿入する際の生体反応や反射などを再現できるため、医療関係者の訓練に活用できる。
創薬 **株式会社リニカル** URL https://www.linical.co.jp/	生物統計家が創薬の計画段階から報告書の作成までを担当。専任のプログラマーが、盲検性の維持、プログラミングコードの品質管理、ライフサイクルマネージメントを実施する。
創薬 **サイトリミック株式会社** URL https://www.cytlimic.com/	NECが設立した創薬スタートアップ。AIを用いて、体の免疫細胞の働きを高めるペプチドを選び、患者に注射する。2023年までに一般の患者に投与できるよう、治験を進めている。
創薬 **株式会社大塚製薬** URL https://www.otsuka.co.jp/	世界初となるデジタル薬「エビリファイマイサイト」を開発。統合失調症などの錠剤エビリファイに特殊なセンサーを組み込み、電気信号によって服用を知らせる。従来確認することが難しかった服薬の継続に貢献する。

AI医療関連企業リスト

創薬 **楽天メディカルジャパン株式会社** URL https://rakuten-med.jp/	光線力学療法と免疫療法を組み合わせた「光免疫療法」プラットフォームをもとに、新たながんの治療法を開発している。2019年には楽天の三木谷浩史会長兼社長によって1億ドルに及ぶ追加出資が発表された。
画像診断 **DeepMind** URL https://deepmind.com/	70万人以上に及ぶ医療記録を学習した人工知能によって、急性腎障害の高精度な予測を可能にした。最大48時間前に急性腎障害が発症する可能性を検知できるとしている。
画像診断 **株式会社トプコン** URL https://www.topcon.co.jp/	３次元眼底像撮影装置「３D OCT-1 Maestro」と、無散瞳眼底カメラ「TRC-NW400」によって眼球を撮影し、糖尿病が引き起こす合併症を早期発見する。AIとの組み合わせも予定されている。
遠隔医療 **TXP Medical株式会社** URL https://txpmedical.jp/	救急外来・ER診療に特化したデータ管理システム「Next Stage ER」を提供。テキスト構造化AIと音声入力エンジンを搭載しており、患者の満足度向上と医療者の業務効率向上、正確なデータ収集効率向上を実現。
遠隔医療 **LINEヘルスケア株式会社** URL https://linecorp.com/ja/	LINE株式会社とエムスリー株式会社の共同出資によって設立。エムスリーによる16万人以上の薬剤師の会員基盤を生かし、LINEを組み合わせることでオンライン医療事業を展開していく。
遠隔医療 **株式会社NTTドコモ** URL https://www.nttdocomo.co.jp/	和歌山県内にて、「５G」を活用した遠隔医療実験を実施。市内の県立医科大学と約40キロ離れた診療所とのあいだで、高画質の映像や音声により現場の医師の診察を伝えた。
遠隔医療 **MONET Technologies株式会社** URL https://www.monet-technologies.com/	同社の配車サービスによる効率的なルートを利用することで、移動診療車を使った遠隔医療の実証実験を開始。糖尿病や高血圧症などの安定期にある慢性疾患の患者を対象に行われる。
遠隔医療 **株式会社T-ICU** URL https://t-icu.co.jp/jpn/	現場の医師や看護師から提供された情報から、遠隔地の集中治療医や専門医が24時間アドバイスを実施し、現場の医師や看護師の負担を軽減するシステム「T-ICU」を提供している。
遠隔医療 **メロディ・インターナショナル株式会社** URL https://melody.international/	周産期遠隔医療プラットフォーム「Melody i（メロディ・アイ）」を提供。妊婦の計測結果をかかりつけの医師に送信でき、遠隔で医師から受診推奨などアドバイスを得ることができる。
遠隔医療 **株式会社メドレー** URL https://www.medley.jp/	オンライン診療アプリ「CLINICS」を提供。オンライン診療に対応している病院を対象に、予約・診察・会計・処方 までをすべてスマートフォンだけで完結させることができる。処方は登録した住所に送られる。

ヘルスケア **株式会社SIMPLEX QUANTUM** URL https://simplex-q.com/	デバイス「心電StiQ」を開発。本体を握るだけで心電情報を記録することができる。そのほか、心電情報を活用したストレス計測によって、ユーザーがひと目で自身のストレスの状態を確認できる。
ヘルスケア **ソフトバンク株式会社** URL https://www.softbank.jp/	医療機関向けPepper for Bizコンテンツ「疾患啓発（健康チェック）」を提供。医療機関の待合室などでPepperが来院者に対して「健康チェック」を呼びかけ、質問事項に答えてもらうことで疾患の可能性をチェックする。
ヘルスケア **株式会社ジンズホールディングス** URL https://jinsholdings.com/jp/ja/	近視は世界的に拡大する医療リスクであるとして、近視を抑制する世界初の「アイウエア」の開発をスタート。
介護・リハビリ **株式会社シャンティ** URL http://shanti-robo.co.jp/	北里大学と共同開発した「上肢障害者向けMixed Realityリハビリテーションシステム」を提供。実空間上に仮想の物を映し出す「複合現実」により、欠損部分の仮想の腕等を映し出し、可動範囲の改善などを見込んでいる。
介護・リハビリ **株式会社ハタプロ** URL https://hatapro.co.jp/	AIが搭載された手のひらサイズの対話型ロボットを開発。対話ができるため、脳の活性化につながるとしている。タブレット端末と組み合わせることで、視覚的に情報を提示することも可能。
介護・リハビリ **ソフトバンクロボティクス株式会社** URL https://www.softbankrobotics.com/jp/	掃除ロボット「Whiz」を開発。清掃したいルートを教えると、2回目以降の清掃はスタートボタンを押すだけで、ルート通りにWhizが清掃してくれる。高齢者の生活支援としても期待される。
介護・リハビリ **トヨタ自動車株式会社** URL https://global.toyota/jp/	リハビリ支援ロボット「ウェルウォーク」を開発。かんたんに足を固定して歩行練習することが可能。足の持ち上げ方や前方への振り出し方を装着者に合った加減で調節してくれる。
介護・リハビリ **株式会社サイバーダイン** URL https://www.cyberdyne.jp/	装着型ロボットスーツ「HAL医療用」を開発。人が体を動かす際に脳から筋肉へと伝わる電気信号を皮膚に貼り付けたセンサーが捉え、モーターを動かして動きを助ける。すでに8つの疾患で保険適用内。
介護・リハビリ **株式会社MOFF** URL https://moff-moff.jp/	リハビリのためのレコメンドAI「モフトレ・コーチ」を開発。タブレットとウェアラブルバンドを用いて利用者の身体機能を自動で評価し、転倒のリスクといった見えづらい指標を可視化。
介護・リハビリ **株式会社イトーキ** URL https://www.itoki.jp/	狭い病室の中でも、付き添いやお見舞いの人々と患者が快適に過ごせるベッド「病室家具HCシリーズ　ソファベッド」を開発。従来の２人掛けソファ同等以下のコンパクト設計で、一人でもベッドへ変更できる。

Index

数字・アルファベット

あ 行

か 行

さ 行

た 行

な 行

は 行

ま 行

ら 行

■ 問い合わせについて

本書の内容に関するご質問は、下記の宛先までFAXまたは書面にてお送りください。なお電話によるご質問、および本書に記載されている内容以外の事柄に関するご質問にはお答えできかねます。あらかじめご了承ください。

〒162-0846
東京都新宿区市谷左内町21-13
株式会社技術評論社　書籍編集部
「60分でわかる！　AI医療&ヘルスケア　最前線」質問係
FAX：03-3513-6167

※ご質問の際に記載いただいた個人情報は、ご質問の返答以外の目的には使用いたしません。
また、ご質問の返答後は速やかに破棄させていただきます。

60分でわかる！　AI医療&ヘルスケア　最前線

2019年9月28日　初版　第1刷発行

著者 ……………… 三津村　直貴
監修 ……………… 岡本　将輝（TOKYO analytica）、杉野　智啓（TOKYO analytica）
発行者 ……………… 片岡　巌
発行所 ……………… 株式会社　技術評論社
東京都新宿区市谷左内町21-13
電話 ……………… 03-3513-6150　販売促進部
03-3513-6160　書籍編集部
編集 ……………… リンクアップ
担当 ……………… 落合　祥太朗
装丁 ……………… 菊池　祐（株式会社ライラック）
本文デザイン・DTP ……………… リンクアップ
製本／印刷 ……………… 大日本印刷株式会社

ISBN978-4-297-10762-8 C3055

Printed in Japan